Bircher-Benner Diätbücher

Handbuch für die Ernährung in der Schwangerschaft und Stillzeit

Beschrieb aller Besonderheiten des Ernährungsbedarfs für die Mutter und ihr Kind währen der Schwangerschaft und Stillzeit, mit Diätplänen und Rezepten aus einem ärztlichen Zentrum modernster Heilkunst.

Dr. med. Andres Bircher
und Mitarbeitende des
Bircher-Benner Zentrums
Lilli Bircher, Pascal Bircher,
Anne-Cécile Bircher

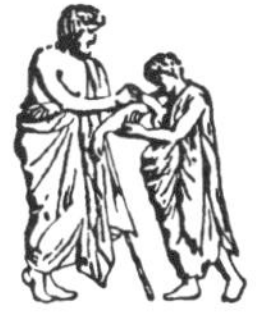

EDITION BIRCHER-BENNER
CH-8784 BRAUNWALD

Bircher-Benner Diätbücher

1. Handbuch für Multiple-Sklerose-Kranke, Morbus Parkinson und andere neurodegenerative Leiden
2. Handbuch für Leber- und Gallenkranke
3. Handbuch für die Familie und das gesunde Kind
4. Handbuch für Frischsäfte, Rohkost und Früchtespeisen
5. Handbuch zur Steigerung der Abwehrkräfte und gegen Infektionskrankheiten
6. Handbuch für Bergsteiger und für den Sport
7. Handbuch für Diabetiker
8. Handbuch zur Verhütung und unterstützenden Therapie bei Lungenkrankheiten
9. Essensfreude ohne Kochsalz
10. Handbuch für Rheuma- und Arthritiskranke
11. Handbuch für Männer mit Prostataleiden
12. Handbuch für Nieren- und Blasenkranke
13. Handbuch für Venenleiden
14. Handbuch für Magen- und Darmkranke
15. Handbuch für die Ernährung in Schwangerschaft und Stillzeit
16. Handbuch für Frauenleiden und die Wechseljahre
17. Handbuch zur Verhütung und begleitenden Therapie der Krebskrankheit
18. Handbuch für Kopfschmerzen und Migräne
19. Handbuch für Bluthochdruck, Herz- und Arteriosklerosekranke
20. Handbuch zur Überwindung von Angst und Depression
21. Handbuch für Hautkranke und Hautempfindliche
22. Handbuch für Stresskranke
23. Handbuch für Allergiekranke
24. Handbuch zur Verhütung von Demenz und Alzheimerkrankheit
25. Handbuch zur inneren Behandlung der Augenkrankheiten
26. Handbuch zur Heilung von Gewichtsproblemen, Adipositas und Anorexie

Die Ergebnisse weltweiter Forschung sind in diesen Handbüchern ebenso berücksichtigt, wie die über 100-jährige Entwicklung ärztlicher Kunst und Erfahrung in der bekannten Bircher-Benner Klinik. Der Leser spürt auf Schritt und Tritt die hilfreiche Art des kundigen Arztes.

1. Auflage 2021

info@bircher-benner.com *www.bircher-benner.com*

Buchbestellungen: *edition@bircher-benner.com*

Printed in Germany

Einbandentwurf: Eberl & Kœsel Studio GmbH & Co. KG, Altusried-Krugzell
Gesamtherstellung: Eberl & Kœsel GmbH & Co. KG, Altusried-Krugzell

Inhalt

Vorwort

Für das ganze Leben des Kindes und die Mutter selbst ist die Ernährung während der Schwangerschaft und der Stillzeit von entscheidender Bedeutung. Die Sushruta-Texte der ayurvedischen Medizin zeigen, dass man in Indien bereits 1500 Jahre vor Christus während der Schwangerschaft die Morgenübelkeit und ungewöhnliche Esssucht durch vegetarische Diät und Heilpflanzen behandelte. Jedem Stadium der Schwangerschaft war eine besondere Ernährung zugeordnet und man pflegte den seelischen und körperlichen Zustand schwangerer Frauen sorgsam, nach bestem Wissen und Gewissen. Von einigen Lebensmitteln riet man bereits damals ab, da sie eine Fehl- oder Frühgeburt verursachen können. Die Ärzte der griechischen Antike hatten es besonders schwer, denn sie standen in Konkurrenz zum Gott Asklepios, dem Sohn des Apollon, denn die Menschen schenkten in dessen Fähigkeiten mehr Vertrauen als den Ärzten. Hippokrates von Kos liess sich davon nicht beeindrucken. Er wurde zu einem grossen Pionier und prägte die medizinische Wissenschaft bis in die Neuzeit. Im 5. Jahrhundert vor Christus verkündete er die Botschaft, dass Krankheiten nicht durch Götter entstehen, sondern eine natürliche, organische Ursache haben und nicht durch Götter, sondern durch Ärzte, geheilt werden können. Er kannte die Anatomie des menschlichen Körpers schon recht gut und erkannte die Wirkung der Ernährungs- und Lebensweise auf die körperliche und geistige Verfassung und Konstitution der Menschen. Seine Botschaft war eine Kampfansage an die Götter. Damit wurde Asklepios sein Rivale. Die Römer nannten ihn dann Aesculap. In Asklepios' Heiligtum gab es Brunnen mit Schlangen, zum Austreiben von Krankheiten. Noch heute gilt eine Schlange, die einen Stab umzingelt, als Symbol medizinischer Heilkunst. In Scharen pilgerten Kranke und Gebrechliche nach Epidauros auf dem Peloponnes, nach Pergamon und nach Kos, zu den Heiligtümern des Asklepios, die heute zu Sehenswürdigkeiten geworden sind.

Besondere Hoffnung setzten die Kranken in die „Inkubation", was bedeutete, dass man sich in einem besonderen Raum zum „Tempelschlaf" niederlegte. Dort verbrachte man eine Nacht. Es hiess, dass Asklepios die Kranken manchmal noch in derselben Nacht von ihrer Krankheit befreite oder dass er ihnen im Traum erschien, um ihnen gute Ratschläge zu geben, die man am anderen Morgen mit den Priestern des Tempels besprach. Um 300 v. Christus soll Heraeus das Asklepios-Heiligtum von Epidauros aufgesucht haben, da auf seinem Kopf kein Haar wuchs. Während des Tempelschlafs salbte ihn Asklepios mit einem Heilmittel ein, wonach das Haar wieder gewachsen sei. Kleo soll 5 Jahre lang schwanger gewesen sein, ohne dass es zur Geburt kam. Da schlief sie im Tempel des Asklepios und sobald sie das Heiligtum verliess, soll sie einen fünfjährigen Sohn geboren haben, der sich selbst an einer Quelle wusch und mit der Mutter zu Fuss nach Hause ging. Natürlich zweifelten auch damals manche Menschen an der Wahrheit solcher Geschichten und an Asklepios Heilkunst, so auch Ambrosia aus Athen, die an einem Auge blind war. Doch soll ihr Asklepios im Traum erschienen sein und sie geheilt haben, unter der Bedingung, dass sie ihm als Zeichen ihrer Dummheit ein silbernes Schwein im Tempel aufstellte. Im alten Griechenland zirkulierten viele solche Geschichten über Wunderheilungen und man wusste nicht um deren Wahrheit. Wohl hatte das Ambiente des Heiligtums, der Glaube an die Nähe zum göttlichen Asklepios, bedeutende Wirkungen wie auch gewisse Rituale, die dem Kranken zeigten, dass er mit seinem Leiden ernst genommen wird.

Für Hippokrates hatten Krankheiten und deren Heilung nichts mit Göttern zu tun. Der Arzt war gefordert, jeden Krankheitsfall genau zu analysieren, um zu einer Diagnose, einer Therapie und zu einer Prognose zu gelangen. Anschliessend kam alles darauf an, die richtige Arznei und die richtige Therapie zu verordnen. Hippokrates lehrte den Menschen und seinen Schülern, dass der Organismus von sich aus wieder gesund werden will und dass die Aufgabe des Arztes und des Patienten darin besteht, die Heilungsanstrengungen des Organismus zu unterstützen und die Heilungskraft zu stärken.

Der Begriff „Diaita (δίαιτα)“ bezog sich nicht nur auf eine heilende Nahrung, sondern auf die ganze Lebensordnung. Hippokrates Schüler lehrten den Patienten eine umfassende Pflege der Gesundheit und Behandlung von Krankheiten, auch in der Schwangerschaft, durch eine heilende Ernährung, durch richtiges Trinken, richtiges sich Bewegen und Baden, durch eine neue, umfassende Lebensordnung. Die Diät bestand in erster Linie aus frischem Obst und Rohgemüse, Hülsenfrüchten, Vollkornbrot, Nüssen, Fisch und etwas Käse. Damit hatte Hippokrates als erster die zentrale Bedeutung einer lebendigen Frischkost für die Gesundheit der Menschen erkannt. Obschon auch er bereits Acetylsalicylsäure (Aspirin) aus der Weidenrinde isolierte und gegen Schmerzen verschrieb, lehrte er seinen Schülern und Patienten stets seinen berühmten Satz: „Unsere Nahrungsmittel sollen unsere Heilmittel und unsere Heilmittel sollen Nahrungsmittel sein.“

Auch den Ärzten und Gelehrten des Mittelalters war die grosse Bedeutung der Ernährung während einer Schwangerschaft und Stillzeit für die Mutter und für die Entwicklung des Kindes bewusst. Sie bezogen diese Kenntnisse aus Schriften von Gelehrten des 5. bis 7. Jahrhunderts, die von Ärzten wie Oribasius von Byzanz, Aëtios von Amida, und Paulos von Aigina verfasst worden waren. In diesen Schriften ging es besonders darum, wie man Komplikationen der Schwangerschaft meistern kann.

In der modernen Medizin herrschte bis vor 40 Jahren unter den Ärzten erstaunlich viel Unkenntnis. Die meisten rieten den Frauen, sich weiterhin so zu ernähren, wie sie es gewohnt waren und vertraten die Meinung, dass etwas Alkohol und mässiges Rauchen nicht schädlich seien. Erst in neuester Zeit wurde schliesslich die grosse Bedeutung gesunder Ernährung in der Schwangerschaft und Stillzeit erkannt.

Dieses Buch ist für Frauen geschrieben, welche nach der besten, natürlichen und auf wissenschaftlicher Evidenz basierenden Ernährung für ihre Schwangerschaft und Stillzeit suchen, nach einer Ernährung, welche Beschwerden und Komplikationen während der Schwangerschaft wirksam verhindert, welche dem Kind für seine Entwicklung und sein späteres Erwachsensein optimale Bedingungen schafft und dafür geeignet ist, für ihre eigene Gesundheit als Mutter und die Rückbildung optimale Bedingungen zu schaffen. Als Diäthandbuch ergänzt es das Handbuch Nr. 16: „Für Frauenleiden und die Wechseljahre“, in welchem die

Schwangerschaft, die Geburt und die Stillzeit eingehend behandelt werden und enthält Anleitungen und wohlschmeckende Rezepte, bereit zur praktischen Anwendung. Dem Arzt bedeutet es eine bedeutende Hilfe und Zeitersparnis bei der Beratung seiner Patientinnen.

Dr. med. Andres Bircher

Ernährungsfehler und ihre Folgen

Alkohol und Rauchen

Obschon der schwere Schaden des Kindes durch das fetale Alkoholsyndrom so alt ist, wie die Geschichte der Menschheit, wurde es erstmals im Jahr 1968 durch den französischen Arzt Paul Lemoine eingehend beschrieben und erst im Jahr 1957 erschien die erste Studie, die ein verringertes Geburtsgewicht bei Kindern rauchender Mütter nachwies. In den folgenden Jahren erschienen schliesslich fast 10 000 weitere wissenschaftliche Arbeiten, die den Zusammenhang zwischen dem Rauchen und schweren Störungen des Wachstums und der fetalen Entwicklung des Kindes beschreiben. Hinzu kamen Studien, die zeigten, dass das Rauchen in der Schwangerschaft beim Kinde Atemwegserkrankungen, Mittelohrentzündungen, Übergewicht, Depressionen, Alkoholismus, Drogenmissbrauch Verhaltensauffälligkeiten (ADHS) und Schwierigkeiten mit der sozialen Integration verursacht. Auch wurde nachgewiesen, dass das Rauchen in der Schwangerschaft, auch bei geringer Menge pro Tag, Fehl- und Frühgeburten, eine erhöhte perinatale Sterblichkeit und den plötzlichen Kindstod verursacht.

Das fetale Alkoholsyndrom

Das fetale Alkoholsyndrom (FAS), auch Alkoholembryopathie (AE) genannt, bezeichnet eine Reihe von Schädigungen eines Kindes durch das Trinken von Alkohol während der Schwangerschaft. Das Kind kommt mit zu kleinem Kopf auf die Welt, mit Fehlbildungen im Gesicht, einem Herzfehler, Bewegungsstörungen, Schielen und geistiger Behinderung[1]. Ab dem zweiten Trimenon, wenn die Bildung der Organe des Kindes zum Zeitpunkt des Alkoholkonsums bereits abgeschlossen ist, entstehen nur geringe oder keine körperlichen Fehlbildungen mehr und die äusseren Merkmale sind weniger sichtbar. Dennoch entsteht eine Schädigung des Zentralnervensystems (ZNS) mit geistigen Behinderungen und Verhaltensstörungen. Die Ärzte nennen dies ein *„partielles fetales Alkoholsyndrom (pFAS)"*. Doch sind die Grenzen fliessend, so dass man beides unter dem Sammelbegriff *„Fetal Alcohol Spectrum Disorder (FASD)"* (Fetale Alkoholspektrumstörung) zusammenfasst.

In Deutschland ist dies die häufigste aller angeborenen Schäden und Krankheiten von Kindern. Alkohol durchdringt die Plazentaschranke ungehindert, so dass das Kind den gleichen Alkoholspiegel erhält, wie die Mutter[2]. Der Abbau des Akohols findet vor allem in der Leber der Mutter statt, da die kindliche Leber noch nicht fertig entwickelt ist und erst nach der Geburt über einen eigenen, leistungsfähigen Stoffwechsel verfügt. Die Schäden beim Kinde sind definitiv und irreversibel. Der Alkohol schädigt die Purkinje-Zellen im Kleinhirn des Embryos, die für das Gleichgewicht und die Muskelkoordination verantwortlich sind. Man muss davon ausgehen, dass jeder auch noch so geringe Alkoholkonsum, zu irgendeinem Zeitpunkt der Schwangerschaft, Schäden verursachen kann.

Selbst ein nur einmaliger grösserer Alkoholkonsum kann eine Fehlgeburt auslösen. Britische Wissenschaftler untersuchten eine Gruppe von Kindern, deren Mütter während der Schwangerschaft lediglich ein knappes Glas Wein oder Bier pro Woche getrunken hatten und stellten Verhaltensstörungen der Kinder fest. Mädchen entwickeln etwas seltener emotionale Störungen und Hyperaktivität. Trotzdem zeigten auch sie zu 37 % Verhaltensauffälligkeiten. Der Alkoholkonsum des Vaters bewirkte keine Entwicklungsstörungen des Kindes. Daraus lässt sich schon ableiten, dass die Vererbung keine Bedeutung hat für das fetale Alkoholsyndrom. Hingegen hat ein Alkoholkonsum des Vaters und der Mutter sowie weiterer (enger) Familienmitglieder nach der Geburt erhebliche negative Auswirkungen auf die Förderung des Kindes[3]. Kinder mit dem Vollbild des Syndroms wachsen oft in Adoptiv- oder Pflegefamilien auf, weil das Alkoholproblem der Mutter nach der Geburt oft weiterbesteht[4].

In einer Studie der Charité Berlin aus dem Jahr 2007 gaben 58 % der befragten Schwangeren an, gelegentlich Alkohol zu trinken[5]. FASD wäre durch eine Abstinenz der Schwangeren vollständig vermeidbar. Erhebungen haben gezeigt, dass nur 20 % der Frauen während der Schwangerschaft konsequent auf Alkohol verzichten. Nach Angaben des Robert Koch-Instituts kommt in Deutschland jedes 350. Kind mit einem fetalen Alkoholsyndrom zur Welt und gilt dies als die häufigste Ursache geistiger Behinderung. Das sind jedes Jahr rund 2000 geschädigte Kinder. Damit ist eine geistige Behinderung durch Alkohol doppelt so häufig wie durch das Down-Syndrom.

Laut der „Bundeszentrale für gesundheitliche Aufklärung" werden in Deutschland jedes Jahr rund 10000 Neugeborene mit Alkoholschäden zur Welt gebracht[6]. Die so genannte „Fetale Alkoholspektrumstörung" ist demnach die häufigste aller angeborenen Erkrankungen[7]. Von diesen 10000 Kindern leiden rund 4000, bzw. eines unter 200 Kindern am Vollbild des Fetalen Alkoholsyndroms und bleibt sein ganzes Leben lang körperlich und geistig schwerbehindert[8,9]. Hinzu kommt, dass die Dunkelziffer für Kinder mit partiellem FAS auf weitere ca. 11000 bis 16000 Kinder geschätzt wird. Zudem werden Auffälligkeiten im Sinne eines partiellen Fetalen Alkoholsyndroms oft nicht als solche diagnostiziert, denn viele Mütter verschweigen, dass sie in der Schwangerschaft Alkohol getrunken hatten, so dass die Ärzte umsonst nach anderen Ursachen suchen[10].

Die typischen diagnostischen Merkmale sind: ein Minderwuchs, Untergewicht, ein zu kleiner Kopf (Mikrozephalie), eine mangelhafte Entwicklung der Muskulatur, eine typische Veränderung des Gesichtes, eine Verzögerung der geistigen Entwicklung und Verhaltensstörungen. Im ersten Trimenon, wo die Organe angelegt werden, sind die Schäden am schlimmsten. Dabei entwickelt sich das Gehirn ungenügend (Mikrozephalie), entstehen typische Fehlbildungen im Gesicht (kraniofaziale Hypoplasie) und verschiedenste Fehlbildungen innerer Organe. Im zweiten Trimenon ist die grösste Gefahr, dass es zur Fehlgeburt kommt und zu einer Verzögerung des Wachstums und der körperlichen Entwicklung. Im dritten Trimenon entsteht eine Wachstumsretardierung und eine Schädigung des Zentralnervensystems. Nicht nur regelmässiges oder übermässiges Trinken schädigt das Kind. Auch ein gelegentlicher Alkoholkonsum kann je nach der Entwicklungsphase des Kindes spezifische Schädigungen verursachen. Während der vierten Schwangerschaftswoche schädigt dies besonders die sich herausbildende Kopfform, in der sechsten Woche entstehen Fehlbildungen der Nieren und während der ganzen Schwangerschaft schädigt auch ein gelegentlicher Alkoholkonsum das Gehirn.

Das grösste Problem ist das *„Social drinking“*. Frauen wissen, auch wenn sie nicht wirklich vom Alkohol abhängig sind, oft nicht rechtzeitig, dass sie schwanger sind, um den Schaden zu vermeiden. Besteht bereits eine Abhängigkeit, so ist die Entwöhnung vor der Planung einer Schwangerschaft für das Schicksal des Kindes entscheidend. Dies gelingt nach unserer Erfahrung in aller Regel nur, wenn man sich einer Gruppe der *„Anonymen Alkoholiker“* anschliesst. Der Schritt, die Notwendigkeit hierzu zu erkennen, ist oft nicht einfach. Es ist von ganz grosser Hilfe, in der AA-Gruppe zu erleben, wie viele hochbegabte und feinfühlige Menschen sich gegen das Alkoholproblem wehren müssen und dieses gemeinsam mit ihnen konsequent anzugehen. Es ist doch merkwürdig, was für ein hohes Ansehen ein Glas Wein in der Gesellschaft hat und wie sehr dieselbe Gesellschaft dazu neigt, Menschen zu verachten, die davon abhängig geworden sind. Diese schizoide Haltung ist ein Zeichen mentaler, gesellschaftlicher Krankheit. Besonders im gebärfähigen Alter benötigt jede Frau dringend, dass man ihr Achtung und volle Unterstützung entgegenbringt, damit es ihr gelingt, die notwendige Abstinenz konsequent einzuhalten.

Der Mehrbedarf an Kalorien durch die Schwangerschaft

In den ersten drei Monaten der Schwangerschaft ist der Kalorienbedarf kaum erhöht. Ab dem vierten Monat steigt er um etwa 250 kcal (Kilokalorien) pro Tag und ab dem 7. Schwangerschaftsmonat um 500 kcal pro Tag. Dieser Mehrbedarf ist zum Beispiel durch ein Birchermüesli mit Flocken, Früchten, Nüssen und ein Glas Vorzugsmilch gedeckt.

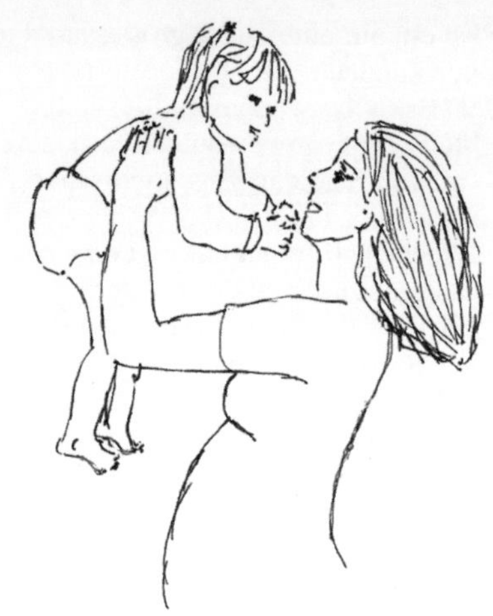

Die natürliche Gewichtszunahme während der Schwangerschaft

Die natürliche Gewichtszunahme in der Schwangerschaft entsteht durch das grösser werdende Blutvolumen der Mutter, Gewebewasser, vermehrtes Brustgewebe, die grösser werdende Gebärmutter, die Plazenta, das Fruchtwasser, das Gewicht des Kindes und eine allfällige Vermehrung von Fettgewebe. Sie ist individuell und abhängig vom Körpergewicht vor der Schwangerschaft. War dieses normal, so wird eine Gewichtszunahme von 11,5 bis 16 kg empfohlen, während übergewichtige Frauen nur 7 bis 11,5 kg zunehmen sollten. Junge Schwangere und sehr schlanke Frauen sollten den oberen Bereich der empfohlenen Gewichtszunahme anstreben, kleinere Frauen, die weniger als 157 cm gross sind, den unteren Bereich. Aus folgender Tabelle ist die empfohlene Gewichtszunahme ersichtlich:

Die empfohlene Gewichtszunahme in der Schwangerschaft

Gewicht am Beginn der Schwangerschaft	BMI* vor Schwangerschaft in kg/m²	Empfohlene Gewichtszunahme gesamt in kg	Empfohlene Gewichtszunahme pro Woche in kg
Normalgewicht	18,5–24,9	11,5–16	0,4 ab 12. SSW
Untergewicht	< 18,5	12,5–18	0,5 ab 12. SSW
Übergewicht	25–29,9	7–11,5	0,3 ab 12. SSW
Adipositas	≥ 30	5–9	0,2 ab 12. SSW
Zwillingsschwangerschaft		15,9–20,4	0,7 ab 12. SSW
Drillingsschwangerschaft		ca. 22	

*BMI = Körpergewicht in Kilogramm/Körpergrösse in Metern im Quadrat

Übergewicht und die Schwangerschaft

Übergewicht ist heute zu einem der grössten Probleme in der Schwangerschaft geworden. In Deutschland leiden 30 % der Schwangeren an Adipositas. Übergewicht wirkt sich sowohl für die Mutter, als auch für das Kind sehr ungünstig aus und zwar direkt proportional zu dessen Ausmass. Ab einem Body-Mass-Index (BMI) von 29 kg/m² erhöht sich bei jeder weiteren Zunahme eines Kilogramms/m² Körperoberfläche die Häufigkeit einer Unfruchtbarkeit um 4 %. Wenn vor der Schwangerschaft der BMI um 10 % erhöht war, so erhöht sich das Risiko eines Gestationsdiabetes und einer Präeklampsie um ebenfalls rund 10 %. Übergewicht erhöht das Risiko eines intrauterinen Fruchttodes. Man schätzt, dass ein Übergewicht der Mutter 11 % aller neonatalen Todesfälle verursacht. Auch entspricht die Häufigkeit von Fehlbildungen des Kindes dem Grad einer Adipositas der Mutter, unabhängig vom Risiko eines Schwangerschaftsdiabetes. Zudem erhöht sich das Risiko eines unvollständigen Verschlusses des Neuralrohres des Kindes mit Lähmungen (Spina bifida), das Risiko für Herzfehler durch kardiale Septumdefekte, für Fehlbildungen im Enddarm (anorektale Atresien) und für einen Hydrocephalus[11].

Mehrfach wurde nachgewiesen, dass die allgemein üblichen Empfehlungen zur Gewichtsreduktion nicht wirksam waren. Übergewicht entsteht durch die allgemein übliche Fehlernährung mit viel Fleisch, Milchprodukten, Fett, Zucker und Weissmehlspeisen, industriell verkünstelten Nahrungsmitteln, Salz, Kaffee und Alkohol und besteht in einer Stoffwechselstörung, die durch reine Kalorienrestriktion nicht geheilt werden kann, sondern nur durch eine qualitativ hochwertige vegetabile Frischkostdiät und viel Wandern. Dies sollte möglichst vor der Planung einer Schwangerschaft geschehen und während dieser weitergeführt werden. Die Ernährung, welche in diesem Buch erklärt wird, ist dazu geeignet. Vor der Planung einer Schwangerschaft empfehlen wir eine Gewichtsreduktion bis zum Idealgewicht, wie sie in unserem Bircher-Benner Handbuch Nr. 26 „Für Gewichtsprobleme, Adipositas und Anorexie“ erklärt ist, mit Diätplänen und Rezepten.

Der Eiweissbedarf in der Schwangerschaft

In den ersten drei Monaten ist kein zusätzliches Eiweiss notwendig. Ab dem vierten Schwangerschaftsmonat ist der Eiweissbedarf leicht erhöht und kann durch etwas mehr Getreide, Kartoffeln oder Milchprodukte gedeckt werden. Nicht nur ein Mangel an Eiweiss wirkt sich ungünstig aus, sondern ganz besonders ein Zuviel an Eiweiss. Dieses belastet den mütterlichen Stoffwechsel sehr stark. Eiweiss muss zu Aminosäuren abgebaut werden. Sind diese nicht notwendig, so müssen diese desaminiert werden und dadurch entstehen organische Säuren, die stark oxydierend wirken und oxydativen Stress verursachen. Werden sie zu Glucose umgebaut, so belastet dies den Stoffwechsel ebenfalls.

Vegane Ernährung in der Schwangerschaft und Stillperiode

Will man sich in der Schwangerschaft ohne tierische Nahrung ernähren, so ist es ganz wichtig, die Nahrungsmittel gezielt auszuwählen und zu kombinieren, um mit allen wichtigen Nährstoffen versorgt zu sein. Dazu empfehlen wir eine individuelle Ernährungsberatung.
Vitamin B12 kommt nur in tierischer Nahrung vor. Darum muss es als Nahrungsergänzungsmittel eingenommen werden. Wir empfehlen eine regelmässige Bestimmung des Vitamin-B12-Spiegels in der Schwangerschaft und Stillperiode und diesen an die obere Normgrenze zu bringen.

Manche Veganerinnen sind nicht ausreichend mit Calzium versorgt. Das liegt nicht nur an ihrem Verzicht auf Milchprodukte, sondern auch daran, dass bestimmte Stoffe, von denen Veganerinnen und Veganer besonders viel zu sich nehmen, die Aufnahme von Calcium hemmen, zum Beispiel Nahrungsmittel mit hohem Gehalt an Phytinsäure. Die Mineralstoffe werden vor allem im Dünndarm resorbiert. Bestimmte Nahrungssubstanzen können mit Mineralien feste Komplexe bilden und deren Aufnahme in den Körper behindern. Phytinsäure hat diese Eigenschaft[12]. Hinzu kommt, dass aufgenommene Mineralstoffe wie Calcium, Magnesium und Zink über die Verdauungssekrete der Bauchspeicheldrüse wieder in den Dünndarm abgegeben und von dort rückresorbiert werden. Eine Ernährung mit sehr viel Hülsenfrüchten, im Besonderen Soja, aber auch unfermentiertem Vollkorngetreide enthält relativ viel Phytinsäure, so dass ein Mangel an Calcium, Magnesium, Selen und Zink entstehen kann. Die deutsche Gesellschaft für Ernährung empfiehlt bei einer Ernährung mit viel Hülsenfrüchten und Vollkorngetreide, den Zinkspiegel zu überwachen und wenn nötig, Zink als Nahrungsergänzungsmittel einzunehmen[13]. Bei der industriellen Herstellung von Vollkornprodukten wird der Phytinsäuregehalt durch eine spezielle Teigführung reduziert.
Lebt man vegan, so kann man den Bedarf an Calcium und anderen Mineralstoffen trotz alldem gut decken, wenn man viele mineralstoffreiche Nahrungsmittel zu sich nimmt, wie frische Frucht- und Gemüsesäfte, Sojamilch, Reismilch, und Frühstückszerealien. Gute vegane Quellen für Calcium sind Brokkoli, Chinakohl oder Kohl, Feigen, Mandeln und Nüsse.

Vegan lebende Schwangere sollten gut auf ihr Körpergewicht achten und bei ungenügender Gewichtszunahme ihren Arzt aufsuchen. Wir empfehlen häufigere, kleinere Mahlzeiten mit energie- und nährstoffreichen Lebensmitteln, wie Nüssen, Trockenfrüchten, Vollkorngetreide, Quinoa, Kartoffeln, mehrfach ungesättigten Pflanzenölen, Mandelpüree, Sesampüree, Obst und Rohgemüse.

Der Bedarf an Kohlenhydraten in der Schwangerschaft

Kohlenhydrate sind für die Energie der Mutter und des Kindes wichtig. Doch muss vermieden werden, dass der Glukosespiegel nach den Mahlzeiten hoch ansteigt. Dies ist nur möglich durch vollwertige Nahrungsmittel, die bei der Verdauung nur langsam in Glukose umgewandelt werden. Dies sind Früchte, Gemüse, Vollgetreide. Der glykämische Index gibt Auskunft darüber, wie rasch und wie viel Glukose ein Nahrungsmittel freisetzt. Dazu finden Sie Tabellen im Anhang dieses Buches und im Handbuch Nr. 7 für Diabetiker. Diese Nahrung ist reich an so genannten „sekundären Pflanzenstoffen" und „Ballaststoffen" (Faserstoffen), die vor Krankheit schützen.

Glykämischer Index und glykämische Ladung

Die Aufnahme von Nahrung lässt den Glukosespiegel im Blut ansteigen, bis er durch die Ausscheidung von Insulin und durch die Verwertung der Glukose in den Zellen wieder abfällt.

Der glykämische Index (glycemic index, GI):

Die Geschwindigkeit, das Ausmass und die Dauer mit welcher ein Nahrungsmittel beim gesunden Menschen die Erhöhung des Blutzuckerspiegels bewirkt, bezeichnet man als glykämischen Index (GI).

Bildhaft entspricht er der Fläche unter der Anstiegskurve der Blutglukose. Zu seiner Bestimmung wird der Glukosegehalt im zu testenden Nahrungsmittel errechnet. Dann wird die Anstiegskurve einer bestimmten Menge dieses Nahrungsmittels gemessen und mit derjenigen einer gleichen Testmenge mit reiner Glukose verglichen. Ein hoher glykämischer Index bedeutet, dass das Nahrungsmittel bei seinem Verzehr einen raschen, hohen Blutzuckeranstieg erzeugt, der die Ausschüttung einer grossen Menge Insulin auslöst, um eine rasche Rückkehr des Blutzuckerspiegels zurück zur Norm zu bewirken. Nach einem Nahrungsmittel mit tiefem glykämischem Index steigt der Blutzucker später, langsamer und länger an, was eine viel geringere Ausschüttung von Insulin benötigt. Nahrungsmittel mit hohem glykämischem Index, wie die so genannten einfachen Zucker, Speisen aus weissem Auszugsmehl und raffiniertem Zucker, enthalten Glukose in schnell verfügbarer Form. Sie haben einen hohen glykämischen Index und gefährden in der Schwangerschaft für einen Gestationsdiabetes und dessen Folgen für das Kind.

Die glykämische Ladung (glycemic load, GL):

Die glykämische Ladung eines Nahrungsmittels berechnet man, indem man seinen glykämischen Index (GI) mit seinem Gehalt an reinen Kohlenhydraten jeder Art multipliziert. Nahrungsmittel mit hohem glykämischem Index und hoher glykämischer Ladung stören den Fettstoffwechsel empfindlich. Sie erzeugen einen erhöhten Blutgehalt an gesättigten Fettstoffen (Triglyzeridspiegel) und einen tieferen HDL-Cholesterinspiegel[14,15,16]. Sie gefährden uns ganz besonders für Adipositas, Diabetes mellitus, Herz-Kreislaufkrankheiten und Arteriosklerose. In einer Studie, die 75 521 Frauen während 10 Jahren betreute, entwickelten diejenigen, die sich mit Nahrungsmitteln von hoher glykämischer Ladung (GL) ernährten, viel häufiger einen Herzinfarkt[17]. Noch mehr Herzinfarkte erlitten diejenigen Frauen, die zusätzlich adipös waren und bei denen bereits eine Insulinresistenz nachgewiesen worden war[18].

Raffinierte Auszugsmehle enthalten mehr Stärke und weniger Fasern (Ballaststoffe), weniger sekundäre Pflanzenstoffe und essentielles Öl mit mehrfach ungesättigten Fettsäuren. Mehrere vergleichende Studien haben gezeigt, dass ein vermehrter Verzehr von Vollkorngetreide anstelle von Weissmehlspeisen das Herzinfarktrisiko wirksam senkt[19,20,21,22,23].

Auch in der Schwangerschaft ist es am besten, Nahrungsmittel zu wählen, die sowohl einen niedrigen glykämischen Index, als auch eine niedrige glykämische Ladung erzeugen. Sie können das aus den Tabellen im Anhang dieses Buches ablesen. Gut zu wissen ist auch, dass in einer Kohortstudie gezeigt wurde, dass sich mit jedem Jahr, während welchem man ein Kind stillt, das eigene Diabetesrisiko um rund 15 % verringert und dass dieser Effekt nach dem Abstillen noch mehrere Jahre anhält[24].

Der Schwangerschaftsdiabetes

Der Schwangerschaftsdiabetes, auch als Gestationsdiabetes (GDM) oder Typ-4-Diabetes bezeichnet, ist gekennzeichnet durch einen hohen Blutzuckerspiegel während der Schwangerschaft und definiert als eine erstmals in der Schwangerschaft diagnostizierte Glukosetoleranzstörung. Beim typischen Gestationsdiabetes normalisiert sich der Zuckerstoffwechsel nach der Entbindung bei den meisten Frauen wieder[25].

Der Gestationsdiabetes zählt zu den häufigsten Erkrankungen in der Schwangerschaft. Als Risikofaktoren gelten Übergewicht, ein Alter über 30 Jahre und eine erbliche Vorbelastung mit Diabetes mellitus. Er kann aber auch ohne bekannte Risikofaktoren auftreten. Selten kann es sich um einen neu aufgetretenen Diabetes Typ 1 oder Typ 2 handeln, der dann nach der Schwangerschaft nicht verschwindet.

Ein Diabetes des Typs 2 kann, wenn nicht zu weit fortgeschritten, diätetisch geheilt werden und ein Diabetes des Typs 1 sehr stark gebessert werden. Dazu empfehlen wir das Bircher-Benner Handbuch Nr. 7: „Für Diabetiker".

An der Ursache des Gestationsdiabetes ist die vermehrte Sekretion verschiedener Schwangerschaftshormone beteiligt, wie etwa Cortisol, das humane Plazentalaktogen, Östrogene, Progesteron und Prolaktin. Diese sind Gegenspieler des Insulins, so dass sie zur Insulinresistenz beitragen. Sobald die Inselzellen der Bauchspeicheldrüse zu erschöpft sind, um den erhöhten Bedarf decken zu können, wird der Schwangerschaftsdiabetes manifest. Nur bei etwa 2 % aller Frauen mit einem Schwangerschaftsdiabetes liegt eine autosomal-dominant vererbte Störung zugrunde, namens „MODY Typ 2", durch eine Mutation im Glucokinase (GCK)-Gen (Gen-Variante rs1799884)[26].

Bei etwa 9 von 10 Schwangeren führt eine sofortige Ernährungsumstellung durch kleine und häufigere Mahlzeiten mit viel Obst und Rohgemüse, Vollkorn statt Weissmehlspeisen, weitgehenden Verzicht auf schnell resorbierbare Kohlenhydrate in Speisen und Getränken und regelmässiges Wandern zu normalen Blutzuckerwerten. Gelingt dies nicht, so muss bis zur Geburt mit Insulin behandelt werden. Orale Antidiabetika dürfen in der Schwangerschaft nicht verwendet werden.

Durch einen Gestationsdiabetes der Mutter erhöht sich das Risiko für eine Frühgeburt, für Krankheiten des Kindes während und nach der Geburt, für Fehlbildungen und eine Frühsterblichkeit des Neugeborenen, sowie für eine Totgeburt. Da die Bauchspeicheldrüse am Ende der Schwangerschaft mithilft, Insulin zu produzieren, arbeitet sie nach der Entbindung zu stark, so dass eine Unterzuckerung (Hypoglykämie) des Kindes entsteht, die auf der Neugeborenenstation behandelt werden muss[27]. Ein Schwangerschaftsdiabetes belastet auch die Plazenta, so dass eine Mangelversorgung des Fötus entstehen kann, und eine Reifungsstörung der Lunge, der Leber, oder anderer Organe, bis hin zum intrauterinen Fruchttod. Die Gelbsucht des neugeborenen Kindes ist verstärkt und der Calciumspiegel kann zu niedrig sein. Auch dies muss auf der Neonatologiestation behandelt werden.

Meistens wachsen die Kinder diabetischer Mütter zu stark, werden zu gross und zu schwer (Makrosomie), was die Entbindung erschwert. Durch die übermässige Beanspruchung der Bauchspeicheldrüse des Kindes während der Schwangerschaft, kann bereits im Schulalter eine verminderte Glukosetoleranz und eine Neigung zu Übergewicht und Diabetes entstehen[28].

Auch für die Mutter bedeutet ein Schwangerschaftdiabetes ein bedeutendes Risiko. Das Risiko für eine Hypertonie und Präeklampsie (EPH-Gestose) ist erhöht, sowie für Harnwegsinfekte und Scheidenentzündungen. Oft wird ein Kaiserschnitt notwendig. Auch kann vorkommen, dass zu viel Fruchtwasser gebildet wird. Dies nennt man Hydramnion[29]. Bei mütterlichem Diabetes ist die Kontraktilität der Gebärmutter vermindert, auch wenn synthetisches Oxytocin gegeben wird[30]. Bei einer weiteren Schwangerschaft besteht ein Risiko von 50 %, dass wieder eine Schwangerschaftsdiabetes entsteht. Auch ist das Risiko, dass in den nächsten 10 Jahren ein Diabetes des Typs II entsteht, erhöht. Jedoch kann dies durch eine Ernährung, wie sie in unseren Handbüchern beschrieben ist, vermieden werden. Kann die Mutter drei Monate lang stillen, so vermindert sich das Risiko für einen Diabetes des Typs II ebenfalls signifikant[31].

Der Bedarf an Nahrungsfasern

Viele schwangere Frauen leiden an Obstipation. Der Bedarf an Nahrungsfasern, an so genannten „Ballaststoffen“, wird auf 30 g pro Tag geschätzt. Nahrungsfasern regen die Darmtätigkeit an und verhelfen zu einem voluminösen, geschmeidigen Stuhl, sofern man auch viel trinkt. Bakterien, die besonders im Blinddarm (Coecum) leben, bauen die Zellulose zu kurzkettigen Fettsäuren ab, zu Buttersäure, Essigsäure und Propionsäure. Diese kurzkettigen Fettsäuren regulieren das Immunsystem gegen überschiessende Reaktionen, gegen Allergien und Autoimmunreaktionen, schützen vor Krebs und Gallensteinen, regulieren den Blutzucker- und den Cholesterinspiegel, schützen vor Bluthochdruck und Diabetes, was besonders in der Schwangerschaft zur Verhütung einer Präeklampsie wichtig ist und sie schützen vor einem Herzinfarkt. Den höchsten Gehalt an Nahrungsfasern hat die vegetabile Rohkost und Vollwertkost, aus Früchten Salaten, Nüssen, Vollkorngetreide, Gemüse Hülsenfrüchten und Kartoffeln.

Der Bedarf an pflanzlichen Fetten und Ölen

Der quantitative Bedarf an Lipiden ist während der Schwangerschaft nicht erhöht, jedoch der qualitative Bedarf: der Bedarf an essentiellen, mehrfach ungesättigten Fettsäuren. Omega-3-Fettsäuren sind ganz wichtig für die Gehirnentwicklung des Kindes. Docosahexaensäure (DHA) und Eicosapentaensäure (EPA) sind wohl in fettreichen Fischen enthalten, wie Lachs, Thunfisch, Sardine und Sardellen, doch sind dies genau diejenigen Fische die heute massiv mit Quecksilber belastet sind. Quecksilber geht ungehindert durch die Plazenta hindurch und vergiftet nicht nur die Mutter, sondern auch das Kind, so dass wir dringend von jeder Art Fischkonsum abraten müssen. Hinzu kommt, dass die mehrfach ungesättigten Öle der Fische beim Erwärmen ihre Wirkung verlieren und zu hochreaktiven, oxydierenden Substanzen (R.O.S.) oxydiert werden. Dadurch entstehen gefährliche freie Radikale, die degenerative Krankheiten und Krebs bewirken. Leinöl enthält rund 60 % Omega-3-Fettsäuren, auch in Rapsöl, Hanföl, Nüssen und Avocados ist es reichlich enthalten. Diese pflanzlichen Omega-3-Fettsäuren werden zu DHA und EPA umgewandelt, so dass der Bedarf ohne Fischkonsum in idealer Weise gedeckt werden kann.

Enthält die Nahrung der Mutter reichlich Omega-3-Fettsäuren, so entwickeln sich die Augen und das Gehirn des Kindes deutlich besser, vermindert sich die Gefahr einer Frühgeburt, verlängert sich die Schwangerschaft um 1,6 bis 2,6 Tage und für die Mutter vermindert sich die Gefahr einer Wochenbettdepression deutlich[32]. Kalt gepresstes, frisches Leinöl hat einen milden Geschmack. Verstärkt sich dieser, so ist es oxydiert (ranzig geworden) und darf nicht mehr verwendet werden. Öl mit mehrfach ungesättigten Fettsäuren wie Leinöl, Hanföl, Baumnussöl und Rapsöl, muss immer gut verschlossen im Kühlschrank aufbewahrt werden, damit es nicht oxydiert.

Der Bedarf an Vitaminen und Mineralstoffen

Der Bedarf an Vitaminen und Mineralstoffen steigt in der Schwangerschaft wesentlich stärker an, als der Kalorienbedarf. Mit der Ernährung, wie sie in diesem Buch empfohlen wird, ist er gut gedeckt. Trotzdem empfehlen wir, die Spiegel der Vitamine B12, D3, Folsäure und des Eisens (Ferritin) sowie der Spurenelemente, Jod, Selen und Zink, zu überwachen und an die obere Normgrenze zu bringen. Der Ferritinspiegel soll rund 80 µg/l betragen und die Schilddrüsenwerte müssen im Normbereich sein.

Der Bedarf an Folsäure

Das Vitamin Folsäure ist ganz wichtig für die Entwicklung des Nervensystems und die Blutbildung der Mutter und des Kindes. Ist der Folsäurebedarf in der Schwangerschaft nicht ausreichend gedeckt, kann sich beim Kind das Neuralrohr nicht vollständig schliessen. Dadurch entsteht eine Spina bifida. Dies ist eine äusserst tragische Fehlbildung durch einen „offenen Rücken", mit vollständiger Lähmung der Beine. Folsäure ist in grünem Blattgemüse, Kohl, Hülsenfrüchten, Vollkorngetreide, Tomaten und Orangen reichlich enthalten. Diese Nahrungsmittel sind eine wichtige Grundlage für die Nährstoffversorgung in der Schwangerschaft. Der Folsäurespiegel muss immer an der oberen Normgrenze sein. Ist er tiefer, so muss Folsäure in einer Dosierung von täglich 400 Mikrogramm substituiert werden, mindestens bis zur 12. Schwangerschaftswoche. Folsäure wird durch das Vitamin B12 aktiviert. Darum muss dessen Spiegel ebenfalls an die obere Normgrenze gebracht werden.

Der Bedarf an Vitamin D

Vitamin-D-Mangel ist weit verbreitet. In den USA leidet jede zweite schwangere Frau daran, trotz der dort allgemein üblichen Vitaminsupplementation[33]. Vitamin D ist nicht nur für die Knochenbildung des Kindes und der Mutter wichtig. Durch eine korrekte Sonnenbestrahlung bildet es der Körper selbst in kurzer Zeit und in der richtigen Menge. Das Vitamin D reguliert den Calcium- und Phosphatstoffwechsel, fördert die Aufnahme von Calcium und Phosphat im Darm und versorgt damit die Knochen und Zähne.

Vitamin D gilt als Vitamin, obwohl der Körper es selbst herstellt und es von seiner Funktion, seiner Struktur und seiner Wirkungsweise her, eigentlich ein Steroidhormon ist. Vitamin D besteht im Wesentlichen aus zwei Grundlinien: Vitamin D2 und Vitamin D3. Das Vitamin D2 und seine Metabolite stellt nicht der Köper her. Es wird durch die Nahrung aufgenommen und ist in Vitamin-D-Präparaten enthalten. Das Vitamin D3 wird dagegen durch die Einstrahlung des UV-B-Spektrums des Sonnenlichtes aus 7-Dehydrocholesterol sehr schnell und in grosser Menge gebildet. Vitamin D3 ist die physiologische Form. Bei zu langer Sonnenbestrahlung zerfällt es in der Haut in inaktive Metabolite. Dies verhindert eine Überdosierung durch das Sonnenlicht. In den Niederungen filtern die Dunstschichten das UVB-Spektrum aus dem Sonnenlicht heraus und im Sommer filtern es alle Sonnenschutzcremen vollständig heraus und zwar auch bei schwachem Schutzfaktor. Darum ist unter den Menschen, die in den Niederungen leben und im Sommer Sonnenschutzcremen benützen, ein Vitamin-D-Mangel weit verbreitet. Das Vitamin D2, auch Ergocalciferol genannt, ist in pflanzlichen Nahrungsmitteln enthalten. Am meisten pflanzliches Vitamin D2 enthalten Avocados, mit etwa 4 µg pro 100 g Fruchtfleisch. Die Leber und die Nieren wandeln das Vitamin D2 in das wirksame 1,25-Dihydroxyergocalciferol um.

Während der ganzen Schwangerschaft und in der Stillzeit empfehlen wir, den Vitamin-D-Spiegel zu überwachen und an der oberen Normgrenze zu halten. Im Sommer durch Sonnenbäder, möglichst oft ½ Stunde pro Körperseite mit bedecktem Kopf und ohne Sonnenschutzcreme. Danach muss man sich ankleiden oder an den Schatten gehen, denn es wurde mehrfach nachgewiesen, dass Sonnenschutzcremen, auch mit hohem Schutzfaktor, weder vor dem Basaliom, noch vor einem malignen Melanom schützen. Durch richtiges Sonnenbaden wird ein Vorrat an Vitamin D für das Winterhalbjahr in der Leber gespeichert. Trotzdem empfehlen wir im Winter während der Schwangerschaft und Stillzeit und auch sonst, täglich 2000 Einheiten Vitamin D2, als ölige Tropfen einzunehmen.

Der Bedarf an Eisen während der Schwangerschaft

Für die Blutbildung und das übrige Zellwachstum der Mutter und des Kindes ist der Bedarf während der ganzen Schwangerschaft stark erhöht. Auch alle Immunreaktionen benötigen Eisen. Das Eisen spielt eine bedeutende Rolle bei zahlreichen zellbiologischen Prozessen. Es beteiligt sich im Innern der Zellen als wichtiger Ko-Faktor bei Elektronenübertragungen und Redox-Reaktionen, in Wechselwirkungen mit Sauerstoff, Schwefel und Stickstoff. Freies Eisen kann aber in höherer Konzentration auch zytotoxisch wirken, indem es die Bildung oxidierender freier Radikale katalysiert, welche intrazellulär die Proteine, Fette und Aminosäuren schädigen können. Diese Gefahr besteht vor allem bei Eiseninfusionen. Darum sollten diese möglichst vermieden werden. Jede dritte schwangere Frau leidet an Eisenmangel, mit Müdigkeit, Kopfschmerzen, Konzentrationsstörungen, Tendenz zu Haarausfall und Infektanfälligkeit. Nicht nur für das Hämoglobin ist das Eisen wichtig, auch die Schilddrüse benötigt Eisen für die Herstellung ihrer Hormone. Diese sind für die kindliche Entwicklung des Gehirns ganz wichtig, so dass ein Eisenmangel diese besonders im ersten Trimenon der Schwangerschaft beeinträchtigt. Bei Eisenmangel entsteht eine Hashimoto-Autoimmunkrankheit der Schilddrüse häufiger als bei normalem Eisenspiegel. Bei Eisenmangelanämie der Mutter leidet das Kind an Sauerstoffmangel, kommt es häufiger zu Früh- oder Fehlgeburten und zu einem verringerten Geburtsgewicht. Nicht nur Fleisch und Eier, sondern viele pflanzliche Nahrungsmittel, wie Vollgetreide, Hülsenfrüchte, Nüsse und manche Gemüsesorten, besonders Spinat und Krautstiele enthalten Eisen. Vitamin-C-haltige Nahrungsmittel, wie Zitrusfrüchte, Kiwi, Beeren und Peperoni verbessern die Aufnahme des Eisens. Viele Frauen beginnen die Schwangerschaft mit einem Eisenmangel. Wir empfehlen, den Ferritinspiegel regelmässig zu überwachen und auf rund 80 µg/ml zu bringen.

Die Bedeutung von Jod in der Schwangerschaft

In Deutschland leiden 30 % aller Frauen im ersten Trimenon der Schwangerschaft an einer Schilddrüsenunterfunktion durch Jodmangel, im zweiten Trimenon 50 Prozent und im dritten über 60 %. Eine Hypothyreose der Mutter schädigt die Entwicklung des Kindes und vermindert sein Wachstum, so dass es zu klein auf die Welt kommt, mit Trinkschwäche und verlängerter Gelbsucht. Oft kommt es zur Frühgeburt und die Sterblichkeit des Neugeborenen ist erhöht, wegen verzögerter Lungenreifung. In der Schwangerschaft ist der Jodbedarf deutlich erhöht. Nicht immer kann er über die Ernährung abgedeckt werden, so dass Jod substituiert werden muss. In der Schwangerschaft fällt oft nicht auf, dass die Schilddrüse vergrössert ist und die Symptome deuten lange nicht darauf hin. Häufig fühlen sich die Patientinnen überfordert und nervös, sind obstipiert und leiden an einer Blutarmut, die durch Eisen nicht behoben werden kann[34]. Die meisten Lebensmittel enthalten nur geringe Mengen an Jod. Darum empfehlen wir während der Schwangerschaft jodiertes Speisesalz zu verwenden und den Jodspiegel sowie die Schilddrüsenhormone zu überwachen.

Der Bedarf an Flüssigkeit und Getränken

In der Schwangerschaft muss man täglich mindestens 1,5–2 Liter trinken. Besonders bei Neigung zu Obstipation ist dies wichtig. Geeignet ist Mineralwasser und Hahnenwasser, auch für Früchte- und Kräutertee, Hahnenwasser jedoch nur, falls dieses nicht chemisch behandelt ist. Die Gemeinde gibt hierüber Auskunft. Alkohol, Kaffee und koffeinhaltige Getränke, wie Schwarztee, Grüntee, weisser Tee, Eistee, Cola und Energy-Drinks müssen ganz gemieden werden, da sie Wachstumsverzögerungen und Fehlgeburten bewirken können. Auch muss man auf chininhaltige Getränke (z.B. Bitter Lemon, Tonic) verzichten.

Der Bedarf an Kochsalz

Rund $1/3$ aller Menschen sind gegen Kochsalz besonders empfindlich, so dass besonders während der Schwangerschaft eine so genannte salzsensitive Hypertonie entsteht. Zudem schädigen hohe Salzspiegel nach den Mahlzeiten die Innenschicht der Blutgefässe, das Endothel, welches den Aufbau der Gefässwände reguliert, so dass die Blutgefässe sich verhärten, bis der Blutdruck ansteigt. Kochsalz verstärkt zudem die Neigung zu Ödemen und erhöht die Gefahr einer Präeklampsie. Wir empfehlen Kochsalz nur mit grosser Zurückhaltung zu verwenden.

Übelkeit und Erbrechen

Die Emesis gravidarum

Oft ist Übelkeit das erste Zeichen eine Schwangerschaft. Sie beginnt meist ein bis zwei Wochen nach der ausgebliebenen Regel und klingt vier bis acht Wochen später wieder ab.
Diese Übelkeit ist ein Zeichen einer gewissen Stoffwechselüberlastung, die schon vor der Schwangerschaft bestanden hat. In Naturvölkern kommt sie kaum vor. Die hohen Östrogen- und Gestagenspiegel sensibilisieren gegen Geschmacks-, Geruchs- und Nahrungsreize. Trotzdem gebären viele Frauen mehrere Kinder, ohne dass es ihnen in der Schwangerschaft je übel ist. Ein leichtes Unbehagen ist normal und bei erfüllter und glücklicher Tätigkeit bemerkt man es kaum. Eine etwas stärkere Übelkeit, nur morgens und ohne zu erbrechen, ist bei 2 % der Schwangeren vorhanden. Obschon ohne Erbrechen, nennt man sie „Emesis gravidarum".

In „zivilisierten Ländern" ist die Übelkeit in der Schwangerschaft sehr häufig geworden. 80 % der Schwangeren leiden daran. Bei jeder 5. Frau besteht sie über den ganzen Tag. Zu 80 % verschwindet sie innerhalb der ersten 20 Schwangerschaftswochen. Auch wenn man sich manchmal übergeben muss, (Emeses gravidarum), fühlt man sich weder krank, noch stark beeinträchtigt. Frauen mit unkomplizierter Emesis gravidarum haben erstaunlicherweise eine geringere Abortneigung und Frühgeburtlichkeit und eine intrauterine Wachstumsretardierung ist seltener als im allgemeinen Kollektiv.

Die Hyperemesis gravidarum

0,5 bis 2 % aller Frauen leiden heutzutage in der Schwangerschaft an zu starkem Erbrechen, unterschiedlich oft je nach der Gegend und den dort üblichen Lebensgewohnheiten. Ist das Erbrechen stark, so nennt man es Hyperemesis gravidarum. Dieses gilt als Schwangerschaftskrankheit, als eine Frühgestose. Wenn man sich mehr als fünfmal pro Tag übergeben muss, mehr als 5 % an Gewicht verliert und nicht mehr genug Nahrung aufnehmen kann, wird es gefährlich. Dies bewirkt einen zu starken Flüssigkeitsverlust, eine Dehydratation. Überwiegt die fehlende Nahrungsaufnahme, so gerät die Mutter und das Kind in einen Hungerzustand mit gefährlicher Übersäuerung (Azidose). Wenn noch Nahrung oder gesüsste Getränke behalten werden können, so überwiegt der Verlust an Säure aus dem Magen und entsteht eine basische Vergiftung, eine Alkalose[35]. Beides ist für die Mutter und das Kind gefährlich.

Noch gilt die Ursache der Hyperemesis gravidarum offiziell als weitgehend ungeklärt. Man vermutet sowohl körperliche, als auch seelische Ursachen. Bei einer Zwillingsschwangerschaft ist das Risiko grösser. Als Risikofaktoren gelten Adipositas, eine Leberschwäche, eine Fettstoffwechselstörung, eine Erkrankung der sich bildenden Plazenta, des Trophoblasten, hormonelle Störungen der Schilddrüse oder der Nebenschilddrüsen und Essstörungen, wie eine Bulimie oder Anorexie. All diese Störungen wirken sich im Stoffwechsel aus. Zudem ist man, wenn man unter Stress und seelischen Belastungen leidet oder unter Angst vor der Elternschaft, besonders gefährdet für diese Art der Frühgestose. Durch das Würgen, Erbrechen kann der Druck in der Speiseröhre so stark ansteigen, dass es zu Einrissen in die Schleimhaut kommt. Diese meist länglichen Schleimhautrisse können stark bluten. Diese Erkrankung nennt man Mallory-Weiss-Syndrom. Auch ist die Hyperemesis mit einer Präeklampsie, einer Neuropathie und mit Wachstumsretardierungen des Kindes assoziiert.

Aus den Risikofaktoren ist ersichtlich, dass ein kranker, überlasteter Stoffwechsel am Beginn der Schwangerschaft vorhanden ist, der durch die Schwangerschaft nicht mehr kompensiert werden kann. Dies entspricht unserer jahrzehntelangen Erfahrung, dass diese Art der Frühgestose durch eine im biologischen Sinne ökonomische Ernährung mit überwiegend vegetabiler Frischkost, die dem biologisch vorgegebenen Bedarf an Nahrungsstoffen möglichst genau angepasst ist, verhindert werden kann. Überschüssige Eiweisse, Fette und schnell aufgeschlossene Kohlenhydrate sind ebenso schädlich, wie ein Mangel und belasten den Stoffwechsel und die Leber so sehr, dass er es schwer hat, die Zusatzbelastung durch die hormonelle Umstellung und die Schwangerschaft zu meistern. Diese Ernährung verhindert sowohl das übermässige Erbrechen in der Frühschwangerschaft, als auch die Präeklampsie, die man früher zu Recht als Schwangerschaftstoxikose bezeichnet hatte.

Bei der allgemein üblichen Therapie der Hyperemesis wird Vitamin B6 eingesetzt. Dass dies lindernd wirkt, ist wissenschaftlich nachgewiesen. Dann werden Medikamente eingesetzt, Antiemetika und Antihistaminika. Diese haben teils gefährliche Nebenwirkungen, besonders für das Kind. In den tropischen Tieflandregenwäldern Mittel- und Südamerikas, von Nicaragua bis Brasilien, wächst eine „Brechwurzel“, die, wenn man sie isst, starkes Erbrechen verursacht. Man verwendet sie als Ipecacuanha-Sirup, um bei Kindern, welche giftige Dinge gegessen haben, eine vollständige Entleerung des Magens zu erzeugen. In homöopathischer Hochpotenz bewirkt die Information aus der Brechwurzel „Ipecacuanha“, dass der Brechreiz neutralisiert wird. Damit die Arznei nur noch die Information der Brechwurzel enthält, so dass das Kind keine Substanz davon erhält, muss eine höhere Potenzstufe als C30, am besten C200 gewählt werden. Diese Arznei ist hoch wirksam und darf in rascher Folge immer wieder eingenommen werden, bis der Brechreiz verschwindet. Auch kann eine ganz fein ausgeführte Injektion von einprozentigem Procain in die bei Brechreiz gereizten Akupunkturpunkte KG 12 und KG 14, die auf das Ganglion coeliacum und das Sonnengeflecht wirken, den Brechreiz rasch beseitigen. Dass Procain die embryonale Entwicklung nicht gefährdet, ist wissenschaftlich anerkannt.

Da bei starkem Erbrechen Getränke oft nicht behalten werden können, bewährt es sich, ganz dünn geschnittene, geschälte Apfelschnitze zu kauen, bis geriebener Apfel an Zitronensaft, vermischt mit Banane behalten werden kann. Dann kann man allmählich mit pürierter vegetabiler Frischkost weiter aufbauen. Dann wird es möglich, mehr Ruhe zu finden sich an frischer Luft zu entspannen, sofern man nicht zu sehr von den Kindern gefordert wird. Die Stoffwechselstörung wirkt sich besonders nachts, gegen den Morgen aus, so dass es gut ist, den Tag sogleich mit solchen Apfelschnitzen und schluckweisem Trinken eines Fencheltees zu beginnen. Bei übermässigem Erbrechen ist es ganz wichtig, dies dem Arzt mitzuteilen, damit er klinisch und mit Labortests die Situation überwachen kann.

Die Präeklampsie (Spätgestose)

Eklampsie bedeutet altgriechisch (ἐκλάμπειν) „plötzliches Erscheinen". Dies ist eine schwere Krankheit, die früher „Schwangerschaftsvergiftung" genannt wurde, mit schwerer Nierenschädigung, Krampfanfällen, hohem Blutdruck, Ödemen, und Eiweissverlust. Die Vorstufe nennt man Präeklampsie. Zur Eklampsie kommt es selten, etwa in einer von 2000 bis 3500 Schwangerschaften und zu 80 % bei Erstgebärenden. Bei Mehrlingsschwangerschaften ist die Präeklampsie sechsmal häufiger. Vor allem sind Frauen gefährdet, die an Adipositas oder an einem Schwangerschaftsdiabetes leiden.

Eine Hypertonie in der Schwangerschaft kann der Beginn einer Präeklampsie sein. Darum muss der Blutdruck regelmässig überwacht werden. Oft fällt auf, dass ein Ring nicht mehr an den Finger passt. Dann entstehen Schwellungen um die Augen, ausgeprägte Ödeme und erscheint Eiweiss im Urin. Eine Präeklampsie entsteht in 3 bis 7 % aller Schwangerschaften. Der Arzt entnimmt Blut- und Urintests, um die Diagnose zu bestätigen, um die Schwere der Präeklampsie festzustellen und zu überprüfen, ob nicht bereits ein Organschaden entstanden ist. Auch der Fötus wird überwacht. Man überprüft seine Herzfrequenz und durch eine Ultraschalluntersuchung überprüft man den Gesundheitszustand der Mutter und des Kindes, die Fruchtwassermenge, die Grösse des Fetus, seine Atmung und seine Bewegungen.

Wenn nur leichte Symptome einer Präeklampsie da sind, ist viel Ruhe nötig. Dann soll man jeden unnötigen Stress vermeiden, möglichst wenig und beruflich gar nicht arbeiten, den Tag möglichst sitzend und liegend verbringen. Auch sollte man mindestens wöchentlich den Arzt aufsuchen. Dabei wird mit dem so genannten „Non-Stress-Test" die Herzfrequenz des Fetus elektronisch überwacht, während dieser sich nicht bewegt. Die Menge des Fruchtwassers wird mindestens einmal wöchentlich gemessen und es werden Laboruntersuchungen durchgeführt.

Eine stärkere Präeklampsie muss im Krankenhaus behandelt werden, zur Überwachung und zur Behandlung der Hypertonie und wenn die Symptome schwerwiegend sind, auf einer Intensivpflegestation. Gegen Krampfanfälle erhält man Infusionen mit Magnesiumsulfat oder Medikamente. Dann wird so bald als möglich die Entbindung durchgeführt, denn sie ist die wirksamste Therapie. Es ist nicht immer einfach für die Ärzte, die Risiken einer vorzeitigen Entbindung für das Kind, gegenüber dem Risiko des Zuwartens für die Mutter und das Kind abzuwägen. Nach dem Ende der 37. Schwangerschaftswoche entscheidet man sich in der Regel für eine Entbindung und in jedem Fall einer schweren Präeklampsie, wenn die 34. Schwangerschaftswoche vollendet ist. Wenn die Entbindung bei weniger als 34 Schwangerschaftswochen gefahrlos hinausgezögert werden kann, verabreicht man der Mutter Kortikosteroide, um die Reifung der Lunge des Fetus zu beschleunigen. Doch muss man die Mutter ganz sorgsam überwachen, um sicher zu sein, dass keine bedeutenden Organschäden entstehen.

Die Eklampsie

Bei weniger als 1 % der Frauen mit Präeklampsie entwickelt sich daraus eine Eklampsie. Dies ist die schwerste Form einer Spätgestose. Früher nannte man sie, wie schon gesagt, Schwangerschaftsvergiftung. Es handelt sich in der Tat um eine Stoffwechselvergiftung, welche die Nieren und andere Organe schädigt. Der Blutdruck steigt massiv an. Die Vergiftung greift das Nervensystem an. Darum entstehen epileptische Anfälle. Manche Patientinnen verlieren das Bewusstsein. Die Eklampsie wird in der Regel durch die Symptome der Präeklampsie angekündigt. Darum muss man diese sehr ernst nehmen. Das altgriechische Wort Eklampsie bedeutet „plötzlich hervorleuchten", im Sinne von plötzlich erscheinen. Eine Präeklampsie entsteht immer nach der 20. Schwangerschaftswoche und gewöhnlich bis vor dem Ende der ersten Woche nach der Entbindung. Zu einem Viertel entsteht sie erst nach der Entbindung, gewöhnlich innerhalb der ersten 4 Tage, seltener aber bis zu 6 Wochen nach der Geburt.

Eine schwere Präeklampsie oder Eklampsie kann zu einem lebensgefährlichen HELLP-Syndrom ausarten. Dieses entsteht bei jeder zehnten Eklampsie. Man erkennt dies an starken Schmerzen in der Leber, rechts unter den Rippen, bis hin zum Unterleib, Kopfschmerzen, Übelkeit, Erbrechen, an erhöhten Leberenzymen und Zeichen einer Hämolyse, wobei die Thrombozytenzahl und das Hämoglobin absinken, so dass ein starkes Blutungsrisiko entsteht. Man gibt Infusionen mit Magnesiumsulfat zur Verhütung von Krampfanfällen und falls diese trotzdem erscheinen, intravenös Diazepam (Valium) oder Lorazepam. Zur Senkung des Blutdrucks gibt man intravenös Hydralazin oder Labetalol. Das HELLP-Syndrom erfordert eine sofortige Entbindung. Ist der Muttermund noch nicht geöffnet, so ist ein Kaiserschnitt notwendig, damit das Kind so schnell wie nur möglich entbunden werden kann, um das Komplikationsrisiko für die Mutter und das Kind nach Möglichkeit zu vermindern. Oft sind die Kinder untergewichtig und sie haben viermal häufiger Probleme.

Die Ursache der Präeklampsie gilt offiziell noch als unbekannt. Sie entsteht häufiger bei Frauen, die jünger sind als 17 oder älter als 35 Jahre, in einer ersten oder nach mehr als zwei Schwangerschaften, wenn Präeklampsien in der gleichen Familie vorkamen, bei Adipositas, bei vorher schon bestehendem oder in der Schwangerschaft erscheinendem Diabetes, bei bereits vorbestehendem Bluthochdruck und bei einer Blutgerinnungsstörung durch Antiphospholipid-Antikörper.

Die diätetische Therapie der Präeklampsie

Neuere wissenschaftliche Untersuchungen weisen einen starken Einfluss der Ernährung auf das Eklampsierisiko nach. Immer besteht bei der Präeklampsie eine Fettstoffwechselstörung. Mehrere Studien zeigten, dass eine pflanzenbasierte, faserreiche Ernährung das Eklampsierisiko vermindern und die Symptomatik bessern kann. Eine fettreiche Ernährung erhöht das Risiko stark, während pflanzliche Lipide mit mehrfach ungesättigten Fettsäuren dieses reduzieren und dagegen wirksam sind. Eine Ernährung reich an Vitamin-C-haltigen Früchten, eine Ernährung reich an Obst und folsäurehaltigem Gemüse, mit wenig Kochsalz und viel mehrfach ungesättigten Pflanzenölen schütz vor einer Präeklampsie, während Übergewicht, Blutarmut und ein Kaffeekonsum das Risiko erhöhen. Frauen mit erhöhter Ausscheidung von Isoprostan im Urin und Mangel an Antioxidantien in der Nahrung leiden unter oxidativem Stress. Dieser erhöht das Risiko für eine Präeklampsie deutlich. Eine Ernährung reich an Gemüse aus biologischem Anbau während der Schwangerschaft, im Vergleich zu konventionell angebautem Gemüse, verringert das Risiko einer Präeklampsie stärker. Die Forscher erklären dies dadurch, dass die Pestizide die bioaktiven sekundären Pflanzenstoffe der Früchte und Gemüse und das Mikrobiom im Darm der Mutter schädigen.

All diese wissenschaftlichen Untersuchungen weisen, wie schon gesagt, einheitlich darauf hin, dass die Präeklampsie die Folge einer massiven Stoffwechselentgleisung ist. Dies entspricht unserer jahrzehntelangen Erfahrung, dass sie durch die Diät, welche in diesem Buch beschrieben ist, verhütet werden kann. Frauen, die übergewichtig sind, empfehlen wir dringend eine Ernährungsumstellung und Gewichtsreduktion bis zum Idealgewicht, bevor sie eine Schwangerschaft planen. Dies gelingt zuverlässig mit der Diät, die in unserem Handbuch Nr.26: „Für Gewichtsprobleme, Adipositas und Anorexie" beschrieben ist. Sind Zeichen einer Präeklampsie bereits vorhanden, so ist eine sofortige Umstellung der Ernährung auf eine mehrwöchige reine vegetabile Rohkostdiät hoch wirksam. Diese ist in unserem Handbuch Nr.4: „Frischsäfte, Rohkost und Früchtespeisen" beschrieben. Eine Therapie, die sich lohnt.

Heisshunger, Gelüste oder Ekel

Die Schwangerschaftshormone beeinflussen den Geruchs- und den Geschmackssinn. Schwangere Frauen klagen oft über Heisshunger oder über Gelüste auf Lebensmittel, die sie zuvor nie gegessen haben. Auch können Speisen die man liebte, plötzlich Ekel erzeugen. Dann ist es richtig, diese zu meiden, bis der Ekel verschwunden ist. Heisshungeranfälle entstehen, wenn man Nahrungsmittel verwendet, die rasch hohe Blutzuckerspiegel erzeugen, so dass nach einer starken Insulinausschüttung Hunger entsteht. Gegen Heisshungeranfälle ist eine Diät mit vegetabiler Frischkost und Vollgetreide wirksam, mit Nahrungsmitteln mit niedrigem glykämischem Index, welche den Blutzuckerspiegel nur wenig und nur langsam ansteigen lassen. Ganz wichtig ist, dass man morgens wenigstens Früchte und Nüsse zu sich nimmt, auch wenn es einem nicht ganz wohl sein mag und dass man keine Mahlzeit auslässt. Gegen Ekel, abnorme Gelüste und Heisshungeranfälle ist das homöopathische Mittel Sepia in der zweihundertsten Potenz wirksam. Die Einnahme darf nach Bedarf oft wiederholt werden. Falls Gerüche von Nahrungsmitteln Ekel verursachen, kann Colchicum in der 30. C-Potenz wirksam sein. Die Homöopathie muss individuell und sorgsam gewählt werden. Falls Sie mit diesen beiden Mitteln, zusätzlich zur Diät, nicht zurechtkommen, lohnt es sich, einen in klassischer Homöopathie erfahrenen Arzt oder Heilpraktiker aufzusuchen.

Ödeme in der Schwangerschaft

Schwellen die Beine und Füsse an, oder sogar die Arme und das Gesicht, ist es ganz wichtig, Ihren Arzt aufzusuchen, da dies Zeichen einer Präeklampsie sein kann.

Muskelkrämpfe

Muskelkrämpfe entstehen, wenn der Mineralstoffhaushalt nicht im Gleichgewicht ist. In der Schwangerschaft ist der Bedarf an Magnesium erhöht. Dieses ist im Chlorophyll der grünen Rohgemüse und Salate in hoher biologischer Verfügbarkeit vorhanden. Dennoch lohnt es sich, während der ganzen Schwangerschaft und Stillzeit zusätzliches Magnesium einzunehmen. Wir empfehlen die Einnahme von 500 µg Magnesium pro Tag, weil der Bedarf in der Schwangerschaft erhöht ist und mehr Magnesium über die Nieren ausgeschieden wird. Ein guter Magnesiumspiegel wirkt gegen vorzeitige Wehen. Bei Muskelkrämpfen lohnt es sich, zusätzlich Magnesium phosphoricum als Schüsslersalz oder homöopathische Tiefpotenz (D6) 3 × täglich einzunehmen. Das potenzierte Magnesiumphosphat reguliert den Magnesiumstoffwechsel und behebt Muskelkrämpfe in aller Regel rasch und vollständig.

Sodbrennen

Sodbrennen und saures Aufstossen erscheinen eher gegen das Ende der Schwangerschaft, nur gelegentlich schon früher. Im letzten Trimenon drückt die Gebärmutter von unten auf den Magen, was ein Zurückweichen von Magensaft in die Speiseröhre begünstigt.

Folgende Nahrungsmittel regen den Appetit und den Magen zur Säurebildung an, so dass bei Magenbrennen Zurückhaltung geboten ist:
Zitrusfrüchte, reife, nicht zu süsse Trauben, alle Beeren, Melonen, süsse, reife Pfirsiche, Pflaumen, Kirschen, alle Rohgemüse, besonders Spinat, Kresse, Sauerkraut, roh und gekocht, Honig, Obstkonzentrate und Stevia, gekeimte Vollkorngetreide, Körner, Schrot, Grütze, Vollkornbrot, besonders aus Sauerteig, Schalen- und Backkartoffeln.

Folgende Getränke verstärkten die Säurebildung: Bittertee, Pfefferminze, Tausendgüldenkrauttee, Hagebuttentee, Gemüsebouillon, Frischsäfte, Süssmost, Traubensaft, Joghurt, Buttermilch, Wacholdersaft und stark kohlensäurehaltiges Mineralwasser. Auf Kaffee und Schwarztee muss man in der Schwangerschaft, dem Kinde zuliebe immer verzichten. Schokolade und Süssigkeiten verstärken Sodbrennen bedeutend.

Folgende Nahrungsmittel beruhigen den Magen und die Säurebildung:
Apfel, Banane, rohe Frischsäfte unter Zugabe von 1/3 Reisschleim oder Rahm, süsser, milder Traubensaft, Karotten, Randen (Rote Bete) und Kohl gemixt oder als Frischsaft, Reis-, Gersten- und Haferschleim, Weizengel (Kousa), Getreideflocken und Vollmehlbrei mit Milch oder Wasser zubereitet, Knäckebrot in kleiner Menge, Mandelmilch oder Rahm, mehrfach ungesättigtes Pflanzenöl in kleiner Menge oder eine kleine halbe Kartoffel mit einem Apfel als Frischsaft zubereitet. Diese Nahrungsmittel sollen bei Sodbrennen bevorzugt werden.

Blähungen und Völlegefühl

Die Hormone der Schwangerschaft hemmen die Peristaltik im Magen und Darm. Kohlarten, Knoblauch und Zwiebeln blähen nur, wenn sie gekocht sind. Blähungen entstehen auch bei Leberschwäche und gestörter Darmflora (Dysbiose). Dagegen ist die Diät, welche in diesem Buch beschrieben ist, wirksam. Auch ist es wichtig, die Mahlzeiten in Ruhe einzunehmen und die Nahrung gut zu kauen.

Obstipation

Die Schwangerschaftshormone verlangsamen die Peristaltik. Auch können Eisentabletten Verstopfung verursachen. Die Obstipation lässt sich gut durch die Ernährung beheben.

Nahrungsmittel, welche den Darm anregen

Zitrusfrüchte, Beeren, Trauben, Rhabarber, alles reife Steinobst, Dörrobst, besonders Zwetschgen und Feigen, alle Rohgemüse und Kochgemüse, wenn gut gekaut, Honig, Obstkonzentrate, Stevia, Roh- und Rohrzucker, Vollkorngetreide, auch gekeimt, Vollkornbrot, Schrot, Grütze, Leinsamenschrot und -schleim, Schalen- und Backkartoffeln, kalt gepresste Pflanzenöle, Joghurt, Fruchtmilch, kalt gemixt, Sauermilch, Kräuterstreichkäse und Kräuterquark, Kümmelstreichkäse, Kleie und Leinsamen, Flohsamen (Psyllium: ein Esslöffel über Nacht eingeweicht und ins

Birchermüesli gegeben) und Faulbaumrindentee. Man muss daran denken, dass gewisse Teesorten während der Schwangerschaft gemieden werden müssen, da sie die Gebärmutter zu Wehen anregen, so zum Beispiel Eisenkrauttee und Salbeitee. Dies ist im folgenden Kapitel und in unserem Handbuch Nr. 16 „Für Frauenleiden und die Wechseljahre" detailliert beschrieben.

Leidet man gleichzeitig an Sodbrennen und Darmträgheit, ist eine „Gratwanderung" notwendig, ein Ausgleich zwischen anregenden und beruhigenden Nahrungsmitteln. Ein hoher Rohkostanteil in der Nahrung ist gegen beides wirksam. Wichtig ist auch, jeden Tag viel zu trinken und so viel als möglich zu wandern.

Kamillentee
Kann man nachts nicht schlafen, so hilft in der Schwangerschaft eine Tasse Kamillentee vor dem Schlafengehen oft gut. Und auch bei Magen-Darm-Erkrankungen, Sodbrennen und Reizzuständen ist er oft wirksam und darf oft getrunken werden. Der Kamillentee darf nur kurz überbrüht werden, muss hell sein, sonst kann er Übelkeit verursachen, statt sie zu lindern.

Salbeitee
Salbeitee hilft bei Verdauungsbeschwerden und lindert Halsschmerzen. Aber auch bei der Salbei ist Vorsicht geboten: Wer ihn literweise und über einen langen Zeitraum konsumiert, riskiert Krämpfe und Schwindel.

Teesorten, die in der Schwangerschaft mit Mass getrunken werden dürfen

Pfefferminztee
Er wirkt krampflösend auf den Darm, den Magen und die Gallenwege und hilft vielen Frauen in der Schwangerschaft, die unter Übelkeit und Sodbrennen leiden. Pfefferminztee muss aber mit Mass getrunken werden, da er bei Überdosierung vorzeitige Wehen auslösen kann.

Himbeerblättertee
Er ist ein Klassiker unter den Schwangerschaftstees und der Liebling aller Hebammen. Allerdings darf man ihn erst ab der 35. Schwangerschaftswoche trinken. Er hilft, die Gewebe im Beckenbereich zu lockern und stärkt die Gebärmutter. Drei bis fünf Tassen am Tag sind erlaubt. Würde man mehr trinken, so kann er vorzeitige Wehen auslösen.

Ingwertee
Er lindert Übelkeit und wirkt gegen Erkältungen. Doch muss man auch wieder Mass halten, da er in grösserer Menge Wehen auslösen kann.

Schwangerschaftstees

Man findet sie fertig gemischt im Supermarkt und als Rezeptideen bei Pinterest. Einige sind medizinisch wirksam, andere sind zum Geniessen da und sie enthalten keine Kräuter und Gewürze, von denen in der Schwangerschaft abgeraten wird. Eines haben sie alle gemein: Sie geben einem in der Schwangerschaft ein schönes Ritual zum Entspannen und Geniessen.

Der Schwangerschaftstee nach Ingeborg Stadelmann
Er enthält Brennnesselkraut, Frauenmantel, Himbeerblätter, Johanniskraut, Melisse, Schafgarben- und Zinnkraut, gemischt zu gleichen Teilen. Viele Hebammen empfehlen aus Erfahrung, ihn ab der 16. bis 20. Schwangerschaftswoche zu trinken. Die Mischung kann bei Wassereinlagerungen, Verstopfung, Bauchschmerzen und Kreislaufbeschwerden helfen. Auch dieser Tee darf nur mit Mass getrunken werden (2–3 Tassen pro Tag), da er bei Überdosierungen Wehen auslösen kann.

Heilpflanzen, die in der Schwangerschaft nicht angewendet werden dürfen

Blutwurz
Die Blutwurz wird auch aufrechtes Fingerkraut genannt und ist mit 4 Varietäten sehr vielgestaltig und in ganz Europa und im nördlichen Asien verbreitet und im östlichen Nordamerika vermutlich eingewandert. Sie wächst als Rhizomstaude auf nassen und trockenen Wiesen, auf Heiden und in Wäldern. Als Rhizom (Wurzelstock) bezeichnet man einen unterirdischen Sprossteil, aus dem die Pflanze nach dem Winter neu austreibt und so ihren Bestand sichert. In getrocknetem Zustand ist der Wurzelstock rotbraun, weshalb er „Blutwurz" genannt wurde. Der Name der Blutwurzgattung „Potentilla" leitet sich wahrscheinlich vom lateinischen „potentia" ab, im Sinne von „kleines, heilkräftiges Kraut". Das Artepitheton erecta (lat. ‚erectus' = aufrecht) beschreibt den aufrechten Spross. Die Blutwurz wird auch Artepitheton tormentilla genannt, vom lateinischen „tormentum", was „Marter" oder „Plage" bedeutet. Der Wurzelstock enthält bis zu 22 % Gerbstoffe, Triterpene und Kaffeesäurederivate. Die Blutwurz wird innerlich bei akuten Durchfallerkrankungen angewandt und unterstützend bei akuter und chronischer Darmentzündung, äusserlich bei leichten Entzündungen im Mund- und Rachenraum. Vor einer Anwendung während der Schwangerschaft und Stillzeit sowie für Kinder und Jugendliche unter 18 Jahren wird abgeraten.

Chinarinde
Schwangere und stillende Frauen dürfen Chinarinde und chininhaltige Getränke nicht verwenden. Es gibt einige Hinweise darauf, dass Chinarinde während der Schwangerschaft nicht unbedenklich ist. Auch ist nicht viel über die Sicherheit von Chinarinde während der Stillzeit bekannt, weshalb man auch in der Stillzeit darauf verzichten muss.

Engelwurz (Angelica archangelica)
Die Engelwurz enthält zu 90 % Monoterpene und zu kleinem Anteil Bitterstoffe aus der Gruppe der Sesquiterpene. Die Engelwurz wird als Tee und in Salben angewendet. In der Schwangerschaft muss man sie meiden, da sie Wehen auslösen kann.

Frauenmantel
Frauenmanteltee darf während der Schwangerschaft nicht angewandt werden, da er wegen seiner durchblutungsfördernden Wirkung auf die Gebärmutter und den Beckenboden Wehen auslösen kann. Im Schwangerschaftstee von Ingeborg Stadelmann ist dieses Kraut in ganz kleiner Dosierung erhalten, was sich offenbar bewährt hat.

Hirtentäschel
In der Schwangerschaft darf dieses zarte Kraut nicht verwendet werden, weil es Wehen anregt. Das Hirtentäschel enthält einen Inhaltsstoff, welcher wie Oxytocin wirkt. Er fördert Kontraktionen der Gebärmutter und erleichtert den Milchfluss. Er ist ein hervorragendes Heilmittel für unmittelbar nach der Geburt.

Huflattich
Die Alkaloide des wild wachsenden Huflattichs können Fehlbildungen des Kindes verursachen und in der Stillzeit den Säugling schädigen.

Kampfer
Kampfer darf während der Schwangerschaft nicht angewendet werden, da dessen Unbedenklichkeit für die Mutter und das Kind nicht nachgewiesen ist. In der Stillzeit ist die Anwendung möglich, nur darf der Säugling nicht mit Kampfer in Kontakt kommen.

Rainfarn
Die ätherischen Öle des Rainfarns bestehen zu 95 % aus dem Nervengift Thujon. Auch kann der Rainfarn in sehr geringen Mengen die Haut und Atemwege reizen und allergische Reaktionen auslösen. Schwangere sollten den Kontakt mit Rainfarn ganz meiden.

Schöllkraut
Das Schöllkraut kann in höherer Dosierung die Leber belasten. Darum darf es während der Schwangerschaft und Stillzeit nicht verwendet werden, auch nicht für Kinder unter 12 Jahren.

Traubensilberkerze (Cimicifuga racemosa)
In Europa wird die Traubensilberkerze nur in den Wechseljahren angewendet. In Amerika wird sie auch im dritten Trimester in der Schwangerschaft angewandt und zur Vorbereitung der Geburt. Es ist nicht nachgewiesen, dass Cimicifuga in der Frühschwangerschaft nicht Fehlbildungen des Kindes verursachen kann. In der Stillzeit gilt sie dagegen als unbedenklich

Die Aloe vera
Die Aloe vera ist als beliebte Topfpflanze in vielen Wohnungen vorhanden und ist als Inhaltsstoff in vielen Pflegeprodukten enthalten. Für Schwangere ist dies nicht geeignet. Als Saft oder Tinktur getrunken kann die Pflanze abführend wirken, Giftstoffe freisetzen oder Kontraktionen der Gebärmutter auslösen, da sie eine Blutstauung in den Unterleibsorganen bewirkt, wenn auch nur in grösserer Menge. Die äusserliche Anwendung ist dagegen unproblematisch und kann gegen Schwangerschaftsstreifen helfen.

Folgende Pflanzen und Gewürze dürfen in der Schwangerschaft in kleiner Menge verwendet werden

Anis, Arnika, Basilikum, Bockshornklee, Bohnenkraut, Brunnenkresse, Curcuma, Damiana, Eberraute, Eisenkraut, Estragon, Fenchel, Gänseblümchen. Ginseng, Kardamom. Kümmel, Himbeerblätter, Ingwer, Jasmin, Kamille, Lakritze, Lavendel, Liebstöckel. Majoran, Meisterwurz, Melisse, Mönchspfeffer, Muskatnuss, Myrrhe, Nelke, Oreganum, Palmarosa, Passionsblume, Petersilie, Pfefferminze, Poleiminze, Pomeranze, Rizinus, Rosmarin, Rotklee, Safran, Salbei, Schafgarbe, Soja, Thymian, Verbena, Wermut, Yams, Yohimbe, Zimt.

Kräuter, die in der Schwangerschaft nicht verwendet werden dürfen

10 Kräuter müssen gemieden werden
Aloe vera, Basilikum, Beifuss, Beinwell, Berberitze, Küchenschelle, Mistel, Mutterkraut, Wacholder und Zimt. Diese Pflanzen haben aber erst in höherer Dosis eine schädliche Wirkung.

Basilikum (Ocimum basilicum)
Als Gewürz in normalen Mengen ist Basilikum (Ocimum basilicum) in der Schwangerschaft ungefährlich. Als ätherische Öl darf es nicht eingenommen werden, da es in grösserer Menge vorzeitige Wehen auslösen kann.

Beifuss (Artemisia vulgaris, Besenkraut, „Weiberkraut“ oder wilder Wermut)
Wird als Gewürzpflanze eher für schwere Fleischgerichte genutzt. Früher wurde der Tee aus Beifuss gegen Menstruationsschmerzen verwendet. In der Schwangerschaft muss man auf Beifuss verzichten, da er Wehen auslösen kann.

Beinwell (Sympthum officinale)
Beinwell wird gerne äusserlich als Salbe oder Gel angewandt, mit entzündungshemmender, schmerzlindernder und abschwellender Wirkung. Beinwell enthält toxische Pyrrolizidinalalkaloide, welche in grösserer Dosierung die Leber schädigen. In der Schwangerschaft und Stillzeit muss man auf Beinwell verzichten, da Feten und Säuglinge auf Pyrrolizidinalkaloide wesentlich empfindlicher sind. Auch bei Kleinkindern soll man Beinwell nicht anwenden.

Berberitze (Berberis vulgaris)
Die Berberitze, auch Sauerdorn genannt, ist als Zugabe zu Marmelade beliebt. Der Berberitzestrauch, mit seinen schönen Blüten und feinen Beeren, ist weit verbreitet. In der Schwangerschaft muss man die Beeren meiden, da sie vorzeitige Wehen und Blutungen auslösen können.

Küchenschelle (Pulsatilla vulgaris)
Die Küchen- oder Kuhschelle ist eine hübsche Frühlingspflanze mit grossen, rosafarbenen Blüten. Früher wurde sie als Heilpflanze verwendet. Pulsatilla pratensis ist in sehr hoher Potenz eine hervorragende homöopathische Arznei, gerade für die Schwangerschaft. In nicht potenzierten Zustand darf man sie in der Schwangerschaft nicht verwenden. Sie fördert die Menstruation und kann besonders im ersten Drittel der Schwangerschaft eine Fehlgeburt auslösen.

Mistel (Viscum album)
In der Schwangerschaft darf man die Mistel auf keinen Fall anwenden: Ihre Wirkstoffe gehen durch die Plazenta und bewirken Entwicklungsstörungen des Kindes.

Mutterkraut (Chrysanthemum parthenium)
Das Mutterkraut sieht der Kamille sehr ähnlich. Das Mutterkraut ist ein altes Heilmittel für Periodenkrämpfe und Wechseljahrsbeschwerden. Ihren Namen erhielt es als Arznei für die Geburt, da es die Wehen und die Austreibung der Nachgeburt fördert. In der Schwangerschaft darf man es nicht einnehmen, da es eine Fehlgeburt oder vorzeitige Wehen bewirken kann.

Wacholder (Juniperus communis)
Wacholderbeeren sind als Gewürz beliebt. In der Schwangerschaft muss darauf verzichtet werden, da die Beeren Wehen auslösen können, auch nicht in Öl oder als Tee.

Zimt (Cinnamomum verum)
Zimt wird aus der Rinde verschiedener Zimtbaumsorten gewonnen. Doch viele warnen vor dem Gebrauch in der Schwangerschaft. Zimt kann Wehen auslösen, jedoch nur in höherer Dosierung, als in üblichem Zimtgebäck vorhanden. Von übermässigem Genuss von Zimt muss man in der Schwangerschaft absehen, auch von Zimtkapseln oder Zimt-Öl, während ein einzelner Zimtstern zu Weihnachten ohne Gefahr gegessen werden kann.

Rosmarin (Rosmarinus officinalis)
In einer problemlosen, gesunden Schwangerschaft darf man Rosmarin als Gewürz in kleinen Mengen verwenden. Grössere Mengen können Wehen auslösen und das Nervensystem des Kindes schädigen. In einer Risikoschwangerschaft muss man ganz auf Rosmarin verzichten. Rosmarinöl darf auf keinen Fall verwendet werden.

Bärwurz (Meum athamanticum)
Man nimmt an, dass der Name Bärwurz von „gebären“ stammt, da diese Pflanze in der Volksmedizin für die Schwangerschaft verwendet wurde. Man verwendete dieses Gewürz für deftige Gerichte, zum Beispiel für Wild, eine starke Linsensuppe oder einen Eintopf. Da der Bärwurz ähnlich wirkt wie der Engelwurz bzw. Meisterwurz, mischte man diese beiden Kräu-

ter auch oft miteinander. Früher stellte man daraus eine Mischung für sogenanntes „Gebärmuttergrimmen“ her, was man heutzutage als Koliken während der Menstruation beschreiben würde. Dazu kochte man die Wurzeln der Pflanzen als Tee oder gab sie in Wein und stellte so einen „Heilwein“ her. Der Bärwurz darf in der Schwangerschaft nicht verwendet werden, da er Wehen auslösen kann.

Natürliche Arzneien und Gewürze, die in der Schwangerschaft nicht verwendet werden dürfen

Es gibt „verbotene“ Pflanzen für welche in pharmakologischen und toxikologischen In-vitro- und In-vivo-Untersuchungen karzinogene, mutagene, teratogene und andere fruchtschädigende oder abortive Effekte nachgewiesen worden sind.

Abortiv wirkende Pflanzen

Zu den abortiv wirkenden Arzneipflanzen gehören: in hoher Dosierung, die *Salbei*, das *Eisenkraut* (Verbena officinalis), der *Lebensbaum* (Thuja occidentalis), *Bärentraubenblätter* (Arctostaphylos uva-ursi), *Wacholderbeeren* (Juniperus communis), die *Petersilienwurzel* (Peteroselinum crispum), die *Edelrautenblätter* (Ruta graveolens), *Beifussblätter* (Artemisia vulgaris), das *Wermutskraut* (Artemisia absinthium, *Senna* (Cassia angustifolia/ Cassia acutifolia), die *Faulbaumrinde* (Rhamnus frangula), die *Cascararinde* (Rhamnus purshiana), *Aloeharz* (Aloe ferox), *Rhizinusöl* (Ricinus communis), der *Rainfarn* (Chrysanthemum vulgare), das *Mutterkraut* (Chrysanthemum parthenium), der *kanadische Gelbwurz* (Hydrastis canadensis), der *Engelwurz* (Angelica archangelica), *Safranfäden* (Crocus sativa) der *Sadebaum* (Juniperus sabina) und *Rosmarinblätter* (Rosmarinus officinalis). Diejenigen, die man üblicherweise als Gewürz verwendet, müssen ebenfalls gemieden werden.

Heilpflanzen, welche den Embryo oder Fetus schädigen können

Diese sind: der *Rauschpfeffer* (Piper methysticum), die *Huflattichblätter* (Tussilago farfara), die *Pestwurzel* (Petasites officinalis), die *Brechwurzel* (Cephaelis ipecacuanha), die *Tollkirsche* (Atropa belladonna), die *Berberitze* (Berberis vulgaris), das *Schöllkraut* (Chelidonium majus), die *Süssholzwurzel* (Glycyrrhiza glabra), die *Poleiminze* (Mentha pulegium), das *Kreuzkraut* (Senecio-Arten) und der *Steinklee* (Melilotus officinalis). Es gilt zu bedenken, dass die Menge und die Dauer der Anwendung eine entscheidende Rolle spielen. So ist zum Beispiel bei Salbeiblättern, Rosmarinblättern, Bärentraubenblättern, Petersilienwurzeln und der Süssholzwurzel in der Regel erst bei höherer Dosierung mit einer bedeutenden unerwünschten Wirkung zu rechnen. Werden diese nur einmal in der üblichen Dosierung angewandt, so ist dies in der Regel nicht problematisch. Doch ist die Wirkung sehr individuell, so dass im Einzelfall auch bei nur einmaliger Anwendung eine abortive oder fruchtschädigende Wirkung nicht völlig ausgeschlossen werden kann.

Das Stillen

Der Prozess der Laktation beginnt am Anfang der Schwangerschaft und reicht bis zum Ende des Stillens. Ab dem 8. Schwangerschaftsmonat beginnt die Produktion der Muttermilch mit der Bildung der Vormilch (Kolostrum). Verantwortlich dafür ist das Hormon Prolaktin, dessen Konzentration im Laufe der Schwangerschaft immer weiter ansteigt. Das Prolaktin (PRL) wird auch laktotropes Hormon (LTH) genannt. Es wird in den laktotropen Zellen des Hypophysenvorderlappens gebildet und fördert während der Schwangerschaft das Wachstum der Brustdrüse. Während der Stillzeit (Laktation) ist es verantwortlich für die Produktion der Muttermilch.

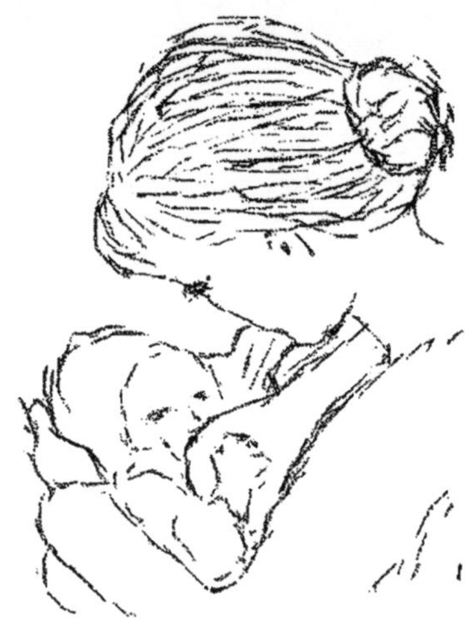

Der Feinbau der Brustdrüse ändert sich je nach der Phase des Menstruationszyklus, während einer Schwangerschaft und während der Stillperiode. Nur beim Stillen ist die Drüse voll ausgebildet. Sie besteht aus feinen Drüsenläppchen, einem Hohlraumsystem. Das Drüsenläppchen besteht aus milchproduzierenden Zellen (Drüsenepithelen), die um einen feinen Hohlraum angeordnet sind, in welchen sie die Milch abgeben und aus Muskelzellen (Myoepithelzellen), welche die Milch auspressen. Alle Zellen gruppieren sich beerenartig um das Lumen des Läppchens.

Jedes Läppchen hat einen Ausführungsgang, der in einen feinen Milchgang mündet und ist von einer dünnen Kollagenschicht überzogen. Mehrere Lobuli sammeln sich traubenförmig zu einem grösseren Drüsenlappen. Aus diesem führt ein grosser Milchgang zur Brustwarze. Jeder grosse Milchgang mündet einzeln in der Brustwarze nach aussen. Kurz vor der Einmündung in die Brustwarze ist der Milchgang erweitert zu einem Milchsäckchen, dem Sinus lactifer. Die Brust enthält im Ganzen 10 bis 20 Drüsenlappen, die zusammen mit den grossen Milchgängen sternförmig um die Brustwarze herum angeordnet sind.

Das Berühren der Brustwarzen und das Saugen des Kindes stimuliert reflektorisch die Absonderung der Muttermilch und fördert die Ausschüttung von Prolaktin und Oxytocin aus der Hypophyse. Oxytocin erleichtert beim Stillen den Milchfluss, in dem es bewirkt, dass sich die Milchgänge zusammenziehen. Gleichzeitig wirkt es auf die Muskelzellen der Gebärmutter und fördert deren Kontraktion und Rückbildung. Oxytocin vertieft die Beziehung der Mutter zu ihrem Kinde bedeutend.

Die volle Bildung der Muttermilch beginnt erst nach der Geburt, wenn die Nachgeburt der Plazenta geschehen ist, denn die Plazenta bildet, so lange sie da ist, noch Progesteron, welches die Prolaktinrezeptoren besetzt und dadurch die Prolaktinwirkung hemmt. Nach der Plazentalösung endet diese Hemmung, so dass es zum Milcheinschuss kommt.

Während der Stillperiode ist die Interaktion zwischen der Mutter und ihrem Kind entscheidend dafür, dass die Reflexe zur Milchbildung und für den Milchfluss gut weitergehen. Vor allem im Wochenbett ist es ganz wichtig, dass man sich zum Stillen Zeit und Ruhe gönnt, damit man mit dem Neugeborenen einen Rhythmus finden kann. Man muss das dem Partner und älteren Kindern erklären. Wichtig ist auch die Haltung beim Stillen, dass man das Kind zur Brust bringt und nicht die Brust zum Kind, damit der Rücken sich nicht verspannt. Man sucht eine bequeme Stellung, in der das Kind sich mit seinem ganzen Körperchen einem zuwendet, sich eng anschmiegen und mühelos die Brustwarze erreichen kann. Um die Brust zu schonen, sollte das Kind nicht nur die Brustwarze, sondern möglichst viel vom Warzenhof in den Mund nehmen. Während des Stillens sucht das Kind die Augen der Mutter. Da ist es ganz wichtig, dass man den Blickkontakt zu ihm sucht und behält, bis es fertig getrunken hat. Das Kind muss sich sozusagen in den Augen der Mutter spiegeln können, damit die Beziehung sich vertiefen kann. Schaut man während des Stillens zum Fernseher, spricht mit anderen Leuten oder surft mit dem Handy, so kann dies zum Ursprung einer frühen, narzisstischen Störung werden in der seelischen Entwicklung des Kindes.

Am Anfang bilden sich leicht schmerzhafte Rhagaden an den Brustwarzen. Dem kann man wirksam vorbeugen, indem man in den letzten Schwangerschaftswochen die Brustwarzen mit einer ganz weichen Zahnbürste ganz sanft massiert. Die Brust ist beim Stillen sehr empfindlich auf Temperaturschwankungen. Auch im Sommer muss man den Oberkörper warm zudecken und sich vor Zugluft schützen. Solange Milch ausläuft, eignen sich waschbare Stilleinlagen aus Wolle, Seide oder Baumwolle, doch müssen sie ausgewechselt werden, sobald sie feucht sind. Das Kind soll immer aus beiden Brüsten trinken, aber man soll nicht zu früh die Seite wechseln, denn erst nach etwa drei bis fünf Minuten geht die dünnere, den Durst stillende Milch in eine sättigende Nahrung über. Die Milchbildung wird besonders gut angeregt, wenn das Kind eine Brust ganz leer trinkt. Trinkt es dann an der zweiten Brust weniger, so ist das kein Grund zur Sorge. Dann bietet man beim nächsten Stillen zuerst die zweite Brust an. Damit man sich erinnert welche an der Reihe ist, kann man den BH-Träger mit einem Band markieren. Dass das Kind in den ersten Tagen bis zu 7 % seines Gewichtes verliert, ist normal. Innert zwei Wochen wird es das Geburtsgewicht wieder erreichen.

Neugeborene Kinder haben keinerlei Rhythmus, weder für den Schlaf, noch für das Stillen. Man kann es zuerst ansetzen, wann immer es danach verlangt, muss aber bald einmal versuchen, einen Rhythmus zu finden, mit immer länger werdenden Pausen und die Stillzeiten so wählen, dass sie einem selbst entsprechen. Behält man das Stillen „on demand“ bei, erschöpft man sich immer mehr, genauso wie das Kind. Man kann mit 8 Malzeiten beginnen und diese allmählich auf 6 Mahlzeiten reduzieren, möglichst nur noch eine inmitten der Nacht. Hat das Kind zwischen den Stillzeiten Durst, so kann man etwas Fencheltee anbieten.

Das Problem der künstlichen Stimulation der Geburtswehen durch synthetisches Oxytocin

Durch die Gabe von künstlichem Oxytocin wird das mütterliche Oxytocin-System gestört. Es gibt Hinweise darauf, dass Frauen, die unter der Geburt hohe Dosen an synthetischem Oxytocin erhalten, am 2. Tag nach der Entbindung Schwierigkeiten mit der Produktion von körpereigenem Oxytocin haben, so dass der Milchspendereflex behindert wird. Ausserdem haben mehrere Studien gezeigt, dass bei Frauen, die unter der Geburt hohe Dosen von synthetischem Oxytocin erhielten, im gesamten ersten Lebensjahr des Kindes das Risiko für postpartale Depressionen und Angststörungen erhöht ist.

Durch die Gabe von synthetischem Oxytocin kann es zu einer Überstimulation des Uterus kommen: normalerweise wird körpereigenes Oxytocin von der Hypophyse pulsatil, also mit hohen Spitzen und dazwischenliegenden Pausen, ausgeschüttet. Dies ermöglicht sowohl den Rezeptoren als auch der Muskulatur des Uterus eine Aktivität im Wechsel mit Pausen. Wenn diese Pausen durch eine kontinuierliche Zufuhr von synthetischem Oxytocin nicht mehr stattfinden, kann es zu einer Phase eines „Wehensturms“ kommen, mit Überlastung der Muskulatur und anschliessenden Ermüdungserscheinungen, wonach eine Wehenschwäche folgt. Während des Wehensturms wird die Blutzufuhr zum Kinde gedrosselt und zwar stärker und häufiger als normal, so dass das Kind unter Sauerstoffmangel leidet. Die überanstrengte Uterusmuskulatur wird zudem übersäuert. Dies bewirkt eine Übersäuerung des mütterlichen und genauso des kindlichen Blutkreislaufs und das Neugeborene hat bei der Geburt Schwierigkeiten mit der Adaptation, so dass der APGAR-Wert weniger gut ausfällt.

Das synthetische Oxytocin geht auch in den Blutkreislauf des Kindes über. Dies wirkt sich negativ auf die natürlichen Reflexe des Neugeborenen aus, die nach der Geburt beim ersten Hautkontakt mit der Mutter dafür sorgen sollten, dass das Kind eigenständig zur Brust findet[36]. Die 9 Stadien nach Widström werden nicht wie von der Natur vorgesehen durchlaufen. Babys verbringen weniger Ruhezeiten auf der Brust der Mutter, finden die Brust nicht recht, saugen weniger effektiv und zeigen weniger klare Hungerzeichen.

Der Hautkontakt nach der Geburt setzt bei der Mutter und beim Kind in faszinierender Weise eine Reihe physiologischer Abläufe in Gang, welche für den Beginn des Stillens ganz wichtig sind. Aufbauend auf Forschungen der Neunzigerjahre, in denen bereits die Fähigkeit des Babys zum Self-Attachment erkannt wurde, beschrieb die schwedische Hebamme Ann-Marie Widström im Jahr 2010, erstmals gemeinsam mit Kolleginnen, dieses Geschehen nach der Geburt und unterteilte es in 9 Stadien. In den darauffolgenden Jahren wurde dieses „Self-Attachment“ durch weitere Forschungen noch genauer beschrieben und die Bedeutung eines möglichst ungestörten Ablaufes wurde immer deutlicher. Heute ist klar geworden, dass ein direkter, ununterbrochener Hautkontakt der Mutter für mindestens eine Stunde bei jedem reifen, spontan und komplikationslos geborenen Kinde in jeder Klinik ermöglicht werden muss. Auch in besonderen Umständen und bei vulnerablen Neugeborenen nach einer Kaiserschnittentbindung ist dies oft möglich[37].

Die Muttermilch

Das Wort Muttermilch (lac maternum) ist recht neu und kam erst im Zusammenhang mit Stillkampagnen des 18. Jahrhunderts allgemein in Gebrauch, um die Mütter dazu anzuregen, ihre Kinder selbst zu stillen, statt sie einer Amme zu übergeben. Stillen hat viele Vorteile für das Kind und die Mutter. Das Kind erhält eine Immunität und eine optimale Ernährung. Das Risiko für den plötzlichen Kindstod ist bei gestillten Kindern deutlich reduziert[38]. Bei der Mutter bildet sich die Gebärmutter besser zurück und reduziert das Risiko für Brust- und Eierstockkrebs sowie für Diabetes und Bluthochdruck[39,40]. Der Milcheinschuss kann etwas schmerzhaft sein. Manchmal entsteht ein Milchstau. Durch Ausstreichen, Abpumpen oder Kühlung mit Quark, Ruhe und Entspannung, kann er sich lösen. Auch kommt es vor, dass das Kind durch zu starken Milchfluss beinahe erschrickt. Dann hilft es, bei voller Brust zuerst ein wenig abzupumpen, bevor man das Kind ansetzt. In den ersten Wochen nach der Geburt reagiert die Gebärmutter beim Stillen mit Nachwehen. Diese sind anfangs schmerzhaft, wenn auch weit weniger als Geburtswehen. Sie helfen der Gebärmutter, sich zusammenzuziehen und sich zurückzubilden.

Nährstoffe der Muttermilch

Verglichen mit der Kuhmilch enthält die Muttermilch viermal weniger Eiweiss, mehr Kohlenhydrate in Form von Milchzucker (Laktose) und besondere Oligosaccharide, Antikörper gegen Krankheiten und die Immunabwehr fördernde Enzyme, fettspaltende Enzyme (Gallensalz-aktivierte Lipasen), die dem Kind die Fettverdauung erleichtern, mehr Kupfer, deutlich weniger Phosphor, mehr von den Vitaminen A, C und E, dafür weniger B-Vitamine, Vitamin K und Vitamin D. Die Muttermilch enthält Docosahexaensäure (DHA), eine Omega-3-Fettsäure, die man sonst nur in rohem Fisch findet. Die Muttermilch ist reicher an Lipiden und Proteinen, wenn ein Junge geboren wurde, als bei einem Mädchen. Andrerseits wurde festgestellt, dass Neugeborene Mädchen mehr Milch trinken als Knaben.

Die Besonderheit des Kolostrums

Dieses wird ab dem 5. Schwangerschaftsmonat gebildet, bis etwa 3–5 Tage nach der Geburt. Es enthält viel Eiweiss, Vitamine, Mineralstoffe und Spurenelemente, mehrfach ungesättigte Fettsäuren, aber wenig Lactose. Die Mineralstoffe sorgen dafür, dass sich der Flüssigkeitshaushalt des Kindes in den ersten Tagen stabilisiert. Kolostrum enthält doppelt so viele Kilokalorien wie die „reife" Muttermilch. Da der Gehalt am sekundären Pflanzenstoff Beta-Carotin 10 mal höher ist als in der „reifen" Muttermilch, ist das Kolostrum von gelber Farbe. Der hohe Gehalt an Beta-Carotin und Vitamin E schützt den Säugling vor oxidativen Schäden. Das Kolostrum ist zudem reich an Immunproteinen, Antikörpern und anderen Abwehrstoffen, die das Immunsystem des Neugeborenen kräftigen und dessen Verdauungstrakt vor Infektionen schützen; diese Stoffe „kleiden" den Gastrointestinaltrakt des Kindes von innen aus und erschweren dadurch das Eindringen von Keimen und Allergenen (Allergie auslösenden Stoffen). Dadurch wird das Kind im späteren Leben weniger anfällig für Infektionen, Nahrungsmittelunverträglichkeiten und Allergien[41].

Die „reife“ Muttermilch

Ab dem 10. Lebenstag bis spätestens ab der 8. Woche, ist die Muttermilch „reif“. Am Anfang des Stillens ist sie noch wässrig und trägt dem anfangs stärkeren Durst des neugeborenen Kindes Rechnung. Im späteren Verlauf der Stillperiode wird die Muttermilch lipid- und kalorienreicher. Man nennt sie dann auch „Hintermilch“. Die Muttermilch deckt den hohen Flüssigkeitsbedarf des Säuglings ab, denn beim Neugeborenen ist die Konzentrierungsfähigkeit der Nieren noch nicht ausgereift, so dass für die Ausscheidung harnpflichtiger Substanzen grössere Wassermengen notwendig sind. Die reife Muttermilch enthält mehr als 150 verschiedene Fettsäuren, ist reich an Oligo- und Polysacchariden, die zusammen mit dem hohen Gehalt an Laktose für den Aufbau der Darmflora wichtig sind, welche Infektionen durch das Eindringen von Bakterien und Pilzen in den Darm verhindern. Saccharide erzeugen ein saures Milieu im Darm, welches das Kind zusätzlich gegen eine Überwucherung durch pathogene Bakterien schützt. Die Muttermilch enthält Stoffe, welche die Ausscheidung von Umweltgiften bewirken.

Faszinierend ist, dass die Muttermilch auch nach dem Kolostrum weiterhin einen hohen Gehalt an sekundären Pflanzenstoffen hat, an Carotinoiden, mehrfach ungesättigten Omega-3- und Omega-6 Fettsäuren. Man hat festgestellt, dass gesunde Tiere, wenn sie erwachsen sind, die Nahrung instinktiv so zusammensuchen, dass der Gehalt an Nährstoffen der Milch des Muttertieres entspricht. Dies ist bei uns Menschen nicht anders und entspricht der Erkenntnis, dass man nur durch eine pflanzenbasierte Ernährung vermeiden kann, krank zu werden.

Details der Zusammensetzung der Muttermilch

Diese detaillierten Angaben teilen wir mit, da es wichtig ist, zu wissen, wie komplex und genial die Muttermilch konzipiert ist – ein Meisterwerk der Schöpfung:

Die Muttermilch enthält 3–5 % Lipide, 0,8–0,9 % Eiweiss, 6,9–7,2 % Kohlenhydrate (berechnet als Laktose) und 0,2 % Mineralstoffe. In 100 g Muttermilch sind 87,5 g Wasser, 1,13 g Eiweiss, 4,03 g Lipide und 7 g Kohlenhydrate enthalten. Der Energiegehalt in Kalorien beträgt 60–75 kcal/100 ml. Das Kolostrum enthält deutlich mehr Eiweiss und weniger Kohlenhydrate. Der Lipidgehalt weist grosse tageszeitliche Schwankungen auf und nimmt im Laufe der Stillzeit zu. Die Hauptproteine der Muttermilch sind ein Casein, das bovinem Beta-Casein entspricht, Alpha-Lactalbumin, Lactoferrin, Immunglobulin Ig-A, Lysozym und Serumalbumin.

Die Muttermilch enthält auch viele Enzyme und mehrere „kleine“ Proteine, deren Bedeutung noch weitgehend unbekannt ist. Die essentiellen Aminosäuren sind für den Bedarf des Säuglings optimal zusammengesetzt. Als Zucker ist vor allem Laktose enthalten, jedoch zusätzlich mindestens 30 Oligosaccharide, die alle so genanntes „terminales Gal-(beta 1,4)-Glc“ und 3 bis 14 Saccharideinheiten pro Molekül enthalten. Deren Gehalt kann in der reifen Muttermilch bis zu 1 g/100 ml und im Kolostrum 2,5 g/100 ml betragen. Einige dieser Oligosaccharide kontrollieren den Aufbau der Darmflora, indem sie das Wachstum bestimmter Arten von Laktobazillen fördern.

Die Muttermilch hat einen hohen Gehalt an Palmitinsäure und an Ölsäure (Omega-3-Fettsäure). Der Gehalt an diesen antioxydativ wirkenden und immunregulierenden Lipiden ist umso höher, je mehr die Nahrung der Mutter an Omega-3-Fettsäuren aus hochwertigen, kalt gepressten Pflanzenölen oder Avocados enthält. Zudem enthält die Muttermilch etwa 75 mg/100 ml Phospholipide, wie Phosphatidylethanolamin, Phosphatidylcholin, Phosphatidylserin, Phosphatidylinositol und Sphingomyelin. Phospholipide fördern den Stoffwechsel der Zellen und sorgen dafür, dass benötigte Stoffe in die Zelle hinein gelangen und verbrauchte Stoffe abtransportiert werden. Phospholipide spielen zudem eine Rolle im Immunsystem, da sie toxische Stoffe von den Zellen fernhalten.

Die wichtigsten mineralischen Bestandteile der Muttermilch sind Natrium, Kalium, Calcium, Magnesium, Phosphor und Chlor, als Salze gebunden. Die Calciumkonzentration variiert zwischen 25 und 35 mg/100 ml. Phosphor ist konstant vorhanden, mit 13–16 mg/100 ml, aber im Verhältnis zu Casein und Calcium in geringerer Menge als in der Milch der meisten Tierarten. Der Gehalt an Eisen, Kupfer und Zink variiert in der Muttermilch erheblich, je nach dem Spiegel der Mutter. Zudem wurde über eine lange Liste weiterer Spurenelemente berichtet.

Etwa 25 % des Gesamtstickstoffs der Muttermilch ist in Verbindungen enthalten, die keine Proteine sind, wie Harnstoff, Harnsäure, Kreatin, Kreatinin und in einer grossen Anzahl von Aminosäuren, in idealer Zusammensetzung für das Kind, ganz besonders Glutaminsäure und Taurin.

Enzyme und Hormone der Muttermilch

Die Muttermilch enthält Enzyme, die dem Neugeborenen helfen, Makro- und Mikronährstoffe (Vitalstoffe) zu verdauen und zu assimilieren. Sie enthält Hormone und andere Wachstumsstoffe, welche das Wachstum des Säuglings regulieren[42]

Der Anteil an Vitalstoffen (Mikronährstoffen)

Ausser dem Vitamin K sind alle Vitamine in der Muttermilch in für das Kind richtiger Konzentrationen enthalten.

Anteil an Vitaminen und Mineralstoffen in der Muttermilch pro 100 Gramm:

Vitamin A	68,97 µg
Vitamin A (Retinol)	69,69 µg
Vitamin A (Beta-Carotin)	3,0 µg
Vitamin D (Calciferol)	0,067 µg
Vitamin E (Tocopherol)	353 µg
Vitamin K	0,483 µg
Vitamin B1 (Thiamin)	15 µg
Vitamin B2 (Riboflavin)	38 µg
Vitamin B3 (Nicotinamid)	170 µg
Vitamin B5 (Pantothensäure)	210 µg
Vitamin B6 (Pyridoxin)	13,57 µg
Vitamin B9 (Folsäure)	8,5 µg
Vitamin B12 (Cobalamin)	0,05 µg
Vitamin C (Ascorbinsäure)	4,4 µg
Vitamin H (Biotin)	0,58 µg
Natrium	12,66 mg
Kalium	47,36 mg
Magnesium	3,14 mg
Calcium	31,79 mg
Mangan	0,712 µg
Eisen	57,61 µg
Cobalt	0,114 µg
Kupfer	72,23 µg
Zink	148 µg
Nickel	2,9 µg
Chrom	4,10 µg
Molybdän	1 µg

Vanadium	0,5 µg
Phosphor	15 mg
Chlor	40 mg
Fluor	17 µg
Jod	6,30 µg
Selen	3,33 µg
Brom	100 µg

Der Gehalt der Muttermilch an all diesen wichtigen Inhaltstoffen wird durch die Ernährung der Mutter während der Stillzeit beeinflusst. Eine vegetabile Vollwertkost mit hohem Anteil an lebendigen Vegetabilien, wie sie in diesem Buch erklärt wird, schafft ideale Voraussetzungen hierzu. Eine Ernährung, die sich lohnt.

Die Haltbarkeit der Muttermilch

Abgepumpte Muttermilch sollte bei Raumtemperatur innerhalb von 6 Stunden verbraucht werden. Gekühlt ist sie, wie bovine unpasteurisierte Frischmilch, bei 4 °C während maximal 5 Tagen im Kühlschrank haltbar. Danach nimmt der Gehalt an Infektionskeimen stark zu. Sie kann bei –20 °C eingefroren werden. Dadurch verliert sie aber einen Grossteil des Gehaltes an Antioxidantien[43]. Tiefgefroren ist die Muttermilch 6 Monate haltbar. Am besten lässt sich eingefrorene Muttermilch über die Nacht im Kühlschrank auftauen. Dann muss sie noch am gleichen Tag verbraucht werden. In der Regel hat die frische Muttermilch nur einen sehr schwachen Geruch. Nach zweimonatiger Lagerung im Gefrierfach stellt man aber einen „metallisch-fischigen“ Geruch fest mit etwas „schweissig, ranziger“ Note. Auch der Geruch nach „fettig, nach Butter und nach Heu“ intensiviert sich etwas. Diese Veränderungen entstehen durch Lipolyse- und Oxydationsprozesse, besonders durch die Oxydation der Linolsäure und anderer ungesättigter Fettsäuren. Durch die Oxydation verlieren sie ihre antioxydative Wirkung. Man könnte dies verhindern, indem man die Muttermilch sauerstofffrei oder bei noch viel niedrigeren Minustemperaturen lagern würde[44]. Doch ist dies im Privathaushalt kaum realisierbar. Würde man die Muttermilch pasteurisieren, indem man sie sofort nach dem Abpumpen kurz auf über 82 °C erhitzen und dann sofort einfrieren würde, würde man die Lipase deaktivieren und aus den mehrfach ungesättigten Fettsäuren würden gefährliche Radikale entstehen und ein Grossteil der Immunstoffe würde verloren gehen. Darum können wir dies gar nicht empfehlen. Trotzdem besteht die offizielle Meinung, dass die so behandelte Muttermilch noch besser sei, als jede handelsübliche, künstliche Säuglingsmilch[45].

Die Förderung der Bildung der Muttermilch

Bei Erschöpfung und Unruhe kann die Menge der Milch zurückgehen. Dann muss man sich beim Stillen eine entspannte Umgebung schaffen. Nach dem Stillen kann man die Brust, ausser der Brustwarze und den Warzenhof, mit Malvenöl einreiben. Malvenöl ist bei WALA erhältlich.

Der Milchbildungstee nach Stadelmann

Kümmelsamen, Anissamen, Fenchelsamen, Hopfen, Melissenblätter, Holunderblüten, alle zu gleichen Teilen gemischt.
2 Teelöffel der Mischung mit einem Mörser kurz anstossen (damit die ätherischen Öle in den Tee übergehen), mit ¼ Liter kochendem Wasser aufbrühen, 10 Minuten abgedeckt ziehen lassen, abseihen und bei Bedarf mit Honig süssen.
Man trinkt 3 × eine grosse Tasse über den Tag verteilt. Darf nicht überdosiert werden. Der Einsatz solcher Stilltees beruht auf der Erfahrung unzähliger Mütter und Kinderschwestern, die eine gute Wirkung

beobachtet haben, auch wenn dies noch kaum wissenschaftlich untersucht worden ist.

Ein weiterer Stilltee

Rp: Fol. Melissae, Fol. Malvae, Flos Calendulae aa Fruct. Anisi, Frct. Foeniculi, Fol. Melissae, Frct. Anethi aa. Zu gleichen Teilen gemischt.
Übergiessen, etwas ziehen lassen und 3 mal täglich eine Tasse trinken.

Die Ernährung während der Stillzeit

Der Einfluss der Ernährung der Mutter auf die Qualität der Brustmilch

In der Stillzeit muss man dem Kinde zuliebe auf Kaffee, stimulierende Getränke, Schwarztee und auf das Rauchen ganz verzichten, auch weiterhin, nach der Stillperiode. Passivrauchen ist für Kinder sehr gefährlich. Die Ernährung der Mutter ist für das Gedeihen des Kindes, für seine Immunabwehr gegen Infektionen und für sein Wohlbefinden ganz wichtig. Sie ist in diesem Buch beschrieben, mit Diätplänen und Rezepten. Sie entspricht im Wesentlichen derjenigen während der Schwangerschaft. Durch eine vegetabile Vollwertkost mit mindestens 2/3 lebendigen Vegetabilien (Früchten, Salat und Rohgemüse), Nüssen und Mandelmilch und 1/3 Leinöl in der Salatsauce für genügend Omega-3-Fettsäuren, entsteht eine Brustmilch höchster Qualität. Blähende Gemüse blähen nur, wenn sie gekocht sind. Man muss sie meiden, damit sie beim Kind keine Koliken verursachen. Mit Milchprodukten muss man sehr zurückhaltend sein, da sie wahrscheinlich auch beim gestillten Kind Allergien verursachen können.

Durch eine geeignete Ernährung kann man den Gehalt der Muttermilch an wertvollen Inhaltsstoffen beeinflussen, zum Beispiel den Gehalt an Omega-3- und Omega-6-Fettsäuren, an Linolsäure, Mineralstoffen, Selen, Zink und weiteren Vitalstoffen. Die Milchmenge wird ausschliesslich über die Nachfrage reguliert, welche durch die Reizung der Brustwarzen wahrgenommen wird. In den ersten Tagen und Wochen ist die Zusammensetzung der Muttermilch anders als später. Sie passt sich dem sich wandelnden Bedarf des Säuglings an Nährstoffen an. Unmittelbar nach der Geburt ist der Organismus des Neugeborenen auf die natürliche Verzögerung des Milcheinschusses um 1 bis 2 Tage eingerichtet.

Am Anfang ist es sehr wichtig, das Kind häufig anzulegen, um die Milchbildung anzuregen. Das Neugeborene trinkt in dieser Zeit die erste Vormilch, das Kolostrum. Dieses gleicht noch wenig einer Milch, denn es ist gelb und dickflüssiger. Das Kolostrum ist besonders reich an Stoffen für die Immunabwehr des Neugeborenen und schützt es vor Krankheiten.

Durch den hohen Gehalt an Carotinoiden und ungesättigten Lipiden wirkt die frische Muttermilch stark antioxydativ. Darum ist die Muttermilch ganz besonders wichtig für Frühgeborene, da ihre antioxydativen Systeme noch nicht genug reif sind, um freie Radikale abzufangen. Bei Frühgeborenen entstehen freie Radikale durch die oft notwendige intravenöse Ernährung und durch Bluttransfusionen. Auch reife Neugeborene sind für Infektionen anfällig.

Gewisse Aromastoffe mit antioxydativer und antiinfektiöser Wirkung, welche die Mutter mit der Nahrung aufnimmt, gehen in die Muttermilch über. Darum ist auch in der Stillperiode eine überwiegend vegetabile Ernährung der Mutter mit hohem Gehalt an naturbelassenen, lebendigen Vegetabilien für das Neugeborene ganz wichtig.

In der Stillperiode ist der Energiebedarf um rund 500 Kilokalorien erhöht. Dies soll nicht durch hochkalorische Nahrungsmittel gedeckt werden, sondern durch Nahrungsmittel mit hoher biologischer Wertigkeit. Oft ist das Gewicht, das man vor der Schwangerschaft hatte, noch nicht erreicht. So lange bis man dieses erreicht hat, soll man keine zusätzliche Nahrung zu sich nehmen. Isst man zu viel oder zu wenig, in beiden Fällen verringert sich die Menge und der Kaloriengehalt der Muttermilch. Mehr zu essen, führt also nicht zu vermehrter Menge an Muttermilch. Deren Menge wird in erster Linie durch den Saugreflex an der Brustwarze bestimmt. Entscheidend ist also nicht nur in der Schwangerschaft, sondern auch in der Stillperiode, die Qualität der Nahrung für die Gesundheit der Mutter und des Kindes. Die Nahrung muss lebendig sein, reich an Lichtquanten aus der Photosynthese, welche die lebendigen Pflanzenzellen über die Nahrung in uns übertragen und sie muss reich sein an mehrfach ungesättigten Pflanzenölen, an Mineralstoffen, Vitaminen und sekundären Pflanzenstoffen. Dass die Muttermilch Carotinoide enthält, die es sonst nur in Pflanzen gibt, ist erstaunlich. Untersuchungen an Tieren haben gezeigt, dass die Nahrung, welche sich wilde Tiere zusammensuchen in der Zusammensetzung derjenigen der Milch des Muttertieres entspricht. Dies entspricht der wissenschaftlichen Evidenz, dass die Nahrung des Menschen pflanzenbasiert sein muss, damit man gesund bleibt.

Die Bedeutung der vegetabilen Frischkost

Die richtige Ernährung und Lebensordnung vor und während der Schwangerschaft und Stillzeit ist für das ganze Leben der Mutter und des Kindes entscheidend. Die Ernährung muss, wie gesagt, einen hohen Gehalt an lebendigen Vegetabilien enthalten. Die Inhaltsstoffe müssen möglichst genau dem Bedarf des Organismus entsprechen, denn ein Zuviel an gewissen Nahrungsstoffen ist, wie schon gesagt, genauso schädlich, wie ein Mangel. Kalorien wurden durch das Verbrennen von Nahrungsmitteln bestimmt. Sie sagen nichts aus über die Qualität und die biologische Verfügbarkeit der Energie. Besonders in der Schwangerschaft und Stillzeit darf die Nahrung nicht zu kalorienreich sein, sonst wird die Gewichtszunahme zu gross und entsteht Schwangerschaftsdiabetes und während der Stillperiode wird das Ausgangsgewicht nicht erreicht. Sinnlos im Übermass zugeführte Nahrungsstoffe überfordern den Stoffwechsel der Mutter, der während der Schwangerschaft durch den Stoffwechsel des Kindes und die tägliche Erneuerung des Fruchtwassers ohnehin schon stark gefordert ist. Auch während des Stillens ist der Stoffwechsel der Mutter durch das Erzeugen der Muttermilch gefordert. Die Nahrung muss ein hohes Energiepotential an Lichtquanten enthalten, aus lebendigen, pflanzlichen Nahrungsmitteln, mit ihrer regenerierenden Wirkung, durch die Information aus dem Sonnenlicht, welche über die Photosynthese in die Pflanzen und über das Essen lebendiger Vegetabilen in unsere rund 150 Billionen Zellen und in diejenigen des Kindes eindringen, mit ihrer regenerierenden Wirkung.

Wir erinnern hier an den berühmten Satz aus Ilya Prigogines Nobelpreisrede: „We grow in direct proportion to the amount of chaos we can sustain and dissipate“. (Wir wachsen in direkter Proportion zur Menge an Chaos, die wir aushalten und auflösen können). Dies ist nicht Esoterik, sondern evidenzbasierte Biophysik. Alle lebenden Zellen, diejenigen der Mutter und diejenigen des Kindes, benötigen die hochgeordnete Energie aus der Nahrung mit lebendigen Pflanzen. Durch einen hohen Anteil an lebendiger vegetabiler Frischkost in der Nahrung der Mutter erhält die Muttermilch einen hohen Gehalt an biologisch hochwertiger Energie durch die Lichtquanten aus der Photosynthese und einen hohen Gehalt an antioxydativ und antiinfektiös wirkenden sekundären Pflanzenstoffen. Die rein pflanzliche Nahrung enthält aber kein Vitamin B12, so dass der Blutspiegel dieses Vitamins überwacht werden muss und das Vitamin B12, wenn nötig, ergänzt werden muss. Auch bei vegetarischer Ernährung mit sehr wenig Milchprodukten und wenig Ei kann das Vitamin B12 knapp werden. Bei veganer Ernährung muss es immer und unbedingt substituiert werden. Vitamin B12 ist für die Aktivierung der Folsäure notwendig, die für das Zellwachstum und die Entwicklung des kindlichen Gehirns wichtig ist. In der Schwangerschaft und Stillzeit muss das Vitamin B12 und die Folsäure an der oberen Normgrenze gehalten werden.

In der Stillperiode ist es besonders wichtig, dass die Nahrung neben einem hohen Gehalt an Vital- und Mineralstoffen, sowie bioaktiven sekundären Pflanzenstoffen, viel Cellulose aus Pflanzenfasern enthält, einen hohen Gehalt an so genannten „Ballaststoffen". Dies ist durch eine vegetabile Vollwertkost mit ⅔ Rohkost, frischem Obst, Rohgemüse und Nüssen, Sprossen und Kernen, Vollkornspeisen, Hülsenfrüchten, Kartoffeln, Vollkornreis, Quinoa und Gemüse gegeben.

Der Eiweissbedarf während des Stillens

Die Muttermilch enthält nur etwa 1 % Eiweiss. Trotzdem ist der Eiweissbedarf der Mutter leicht erhöht. Zu viel Eiweiss belastet aber den Stoffwechsel der Mutter. Durch die industrielle Verarbeitung in der Milchfabrik, der Homogenisierung oder gar Uperisierung, werden die Milchproteine in ihrer räumlichen Struktur verkrüppelt, damit die Globuline und Lipide nicht mehr aufschwemmen. Fast alle Milchprodukte werden aus homogenisierter Milch erzeugt. Die Immunzellen im Darm nehmen die verkrüppelten Proteine als schädliche Fremdstoffe wahr und reagieren gegen diese mit der Bildung von Ig G-4 Antikörpern. Diese werden durch die Muttermilch auf das Kind übertragen, weshalb Allergien von Säuglingen und Kleinkindern viel häufiger geworden sind. Frische, nicht homogenisierte Ziegen- oder Schafmilch wird besser vertragen. Den während der Stillperiode leicht erhöhten Eiweissbedarf kann man gut durch Vollkorngetreide Quinoa und Hülsenfrüchte, Kartoffeln, Nüsse und Mandeln decken. Nur muss man dabei das Vitamin B12 überwachen und wenn nötig substituieren.

Der Vitaminbedarf während der Stillperiode

Vor allem ist auch in der Stillperiode der Bedarf an Folsäure erhöht. Die in diesem Buch beschriebene Ernährung enthält viel Folsäure. Trotzdem ist es sinnvoll, den Folsäurespiegel zu bestimmen. Besonders viel Folsäure enthalten alle grünen Salate und Gemüse, Tomaten, Kohl (Grünkohl, Rosenkohl, Blumenkohl), Erbsen, Spinat, Feldsalat, Vollkornbrot, Weizenkeime, Weizenkleie, Zitrusfrüchte, Erdbeeren und Weintrauben.

Der Bedarf an Jod, Calcium und Eisen während des Stillens

Der Bedarf der Mutter an Jod ist beim Stillen erhöht und beeinflusst den Jodgehalt der Muttermilch. Bei Jodmangel leidet das Kind an Hypothyreose und die körperliche und geistige Entwicklung wird beeinträchtigt. Meerfische zur Jodversorgung können wir wegen der chemischen und radioaktiven Verschmutzung der Meere und deren Quecksilbergehalt nicht empfehlen. Aus demselben Grund können wir auch kein Meersalz mehr empfehlen. Doch empfehlen wir, in der Schwangerschaft und Stillzeit zum Kochen jodiertes Kochsalz ohne Fluorzusatz zu verwenden und den Jodspiegel und die Schilddrüsenwerte der Mutter zu überwachen. Jod darf auch nicht überdosiert werden. Jodhaltige getrocknete Algenpräparate können wir nicht empfehlen.

Die Versorgung mit Calcium während des Stillens und die Osteoporose

Der Bedarf an Calcium ist während der Stillzeit nicht erhöht. Relativ viel Calcium ist in Milch und Milchprodukten enthalten. Szintigraphische Untersuchungen haben aber gezeigt, dass das Calcium aus der Milch nicht gut aufgenommen wird. Eine Versorgung mit viel Magnesium in der Nahrung bessert die Calciumaufnahme. Gute Calciumlieferanten sind einige Gemüsesorten, wie Brokkoli, Grünkohl, Spinat. Im Jahr 1962 hat die WHO eine Empfehlung erlassen, Frauen sollten viel Milch und Milchprodukte konsumieren. Seither leiden immer mehr Frauen an Osteoporose, besonders in Gebieten, wo viele Milchprodukte und Fleisch gegessen werden. Die *Osteoporose* entsteht nicht durch einen Calciummangel, sondern durch eine degenerative Veränderung des bindegewebigen Knochengerüstes durch die allgemein verbreitete Fehlernährung mit viel Fleisch, Fett, Milchprodukten, industriell verkünstelten Nahrungsmitteln, Zucker, Weissmehlspeisen, Kaffee und Alkohol. Dadurch vermindern sich die Knochenbälkchen, verlieren ihre tragende Form und können nicht genug Calcium einlagern, so dass die Knochen brüchig werden. Dieser Degeneration des bindegewebigen Knochengerüstes wirkt die vegetabile Vollwertkost mit hohem Rohkostanteil wirksam entgegen. Zudem muss aber der Vitamin-D-Spiegel an der oberen Normgrenze gehalten werden.

Der Bedarf an Eisen während der Stillperiode

Der Eisenbedarf ist durch das Stillen ebenfalls nicht erhöht. Doch geht durch die Schwangerschaft und die Geburt Eisen verloren. Diesen Verlust muss man während der Stillperiode ausgleichen. Die Versorgung mit Eisen durch Fleisch ist veraltet, wegen dessen krankheitsfördernder Wirkung. Relativ viel Eisen enthalten einige Getreide, besonders Hirse, Grünkern und Hafer, Vollkornbrot, Spinat, Schwarzwurzeln, Karotten, Fenchel und Feldsalat. Vitamin-C-haltige Nahrungsmittel, wie Früchte und rohe Peperoni verbessern die Assimilation von Eisen. Wir empfehlen, den Ferritinspiegel zu kontrollieren und auf 80 ng/ml zu halten. Neben allgemeiner Müdigkeit fällt bei Eisenmangel oft ein vermehrter Haarausfall und eine vermehrte Infektanfälligkeit auf. Nur bei genügender Eisenversorgung der Mutter, enthält die Muttermilch genug Eisen für das Kind.

Der Flüssigkeitsbedarf während des Stillens

Man muss täglich mindestens zwei Liter trinken, um den Verlust durch die Muttermilch auszugleichen. Am besten trinkt man vor jedem Stillen zwei Gläser Wasser oder Tee.
Geeignet ist Mineralwasser und ungesüsste Kräuter- und Früchtetees. *Salbei-* und *Pfefferminztee* hemmen die Milchbildung. Koffein geht in die Muttermilch über, so dass man auf koffeinhaltige Getränke, wie Kaffee, Schwarz- und Grüntee, Cola-Getränke, Energy-Drinks und Eistee dem Kinde zuliebe verzichten muss.

Alkohol und die Stillperiode

Alkohol geht ungehindert in die Muttermilch über. Er regt, entgegen landläufiger Meinung, die Milchbildung nicht an, sondern vermindert sie. Trinkt die stillende Mutter Alkohol, beeinträchtigt dies den Schlafrhythmus, die motorische und geistige Entwicklung des Kindes, und sein Wachstum. Alkohol verkürzt die Schlafzeiten des Kindes und verändert die Zusammensetzung, den Geruch und die Menge der Muttermilch negativ.

Die vegane Ernährung in der Stillzeit

Wenn man sich auch in der Stillzeit weiter vegan ernähren möchte, muss man auf eine ausreichende Versorgung mit kritischen Nährstoffen achten, da sonst ernsthafte gesundheitliche Risiken bestehen. Durch eine Unterversorgung ist besonders die gesunde Entwicklung des kindlichen Nervensystems gefährdet. Vitamin B12 muss täglich eingenommen werden. Die Versorgung mit Eiweiss kann ohne Milchprodukte durch genügend Getreide und Pseudogetreide, wie Quinoa, durch Hülsenfrüchte, Vollgetreide und Kartoffeln problemlos gedeckt werden. Bei veganer Ernährung empfehlen wir das Wachstum und die Zunahme des Gewichtes und des Kopfumfangs anhand der Perzentilenkurven, sowie die Entwicklung des Kindes besonders gut zu überwachen.

Kindliche Allergien durch Allergene in der Nahrung der Mutter

Ob Allergene der mütterlichen Nahrung in die Muttermilch übergehen, ist wissenschaftlich umstritten. Die Muttermilch hat einen hohen Gehalt an Ig A- und Ig G-Antikörpern, die das Kind vor Infektionen schützen. Bei Nahrungsunverträglichkeiten erzeugen die Immunzellen des mütterlichen Darmes Ig-G4 Antikörper, lange bevor es zu starken allergischen Reaktionen durch eine Bildung von Ig-E-Antikörpern kommt. Starke Reaktionen durch Ig-G4 vermittelte Allergien kommen aber vor. Dass das Stillen vor der Entwicklung kindlicher Nahrungsmittelallergien schützt ist wissenschaftlich anerkannt. Hat die Mutter Nahrungsmittelunverträglichkeiten durch hohe Ig-G4 Antikörpertiter, zum Beispiel gegen Milchproteine, so können diese im Kinde allergische Reaktionen gegen Kuhmilchprotein auslösen, sobald das Kind Kuhmilchprodukte erhält. Gestillte Kinder leiden aber auch später im Leben signifikant weniger an allergischen Krankheiten und Asthma als Kinder, die mit adaptierter Pulvermilch oder Sojamilch ernährt wurden. Kuhmilchprodukte, Soja und Nüsse können auch bei gestillten Kindern Allergien auslösen, nur seltener und weniger stark als bei künstlicher Ernährung. In unserer jahrzehntelangen Erfahrung haben wir immer wieder gesehen, dass Koliken gestillter Kinder verschwanden, wenn die Mutter auf Milchprodukte und Ei verzichtete.

Medikamente in der Stillperiode

Da diese Kenntnis für jede stillende Mutter und ihr Kind ganz wichtig ist, beschreiben wir im Folgenden die Wirkung von Medikamenten auf das Kind. Oft liegen abweichende oder noch keine pharmakokinetischen Daten vor zur Anwendung von Medikamenten in der Stillzeit. Fachstellen empfehlen zu fast allen Medikamenten eine Stillpause von 24 Stunden nach der Einnahme oder dass man die Milch während dieser Zeit verwirft[46]. Die Ärzte halten sich nicht unbedingt an diese Empfehlung, denn in der klinischen Praxis gilt dies als veraltet.

Die „relative kindliche Dosis“

Dies ist der Prozentsatz der Dosis, die das Kind durch die Muttermilch erhält, pro Kilogramm Körpergewicht, im Vergleich zur mütterlichen Dosis pro Kilogramm Körpergewicht[47]. Man nennt diesen Prozentsatz, den das Kind erhält, „relative Dosis“. Im Allgemeinen gilt ein Medikament mit einer relativen Dosis unter 10 % als sicher für die Stillzeit. Zwischen 10 und 25 % wird zur Vorsicht gemahnt und bei über 25 % gilt die Anwendung während der Stillzeit als kontraindiziert[48]. Substanzen mit niedriger molarer Masse, geringer Proteinbindung, niedrigem Ionisationsgrad, langer Halbwertszeit, hoher oraler Bioverfügbarkeit, hoher Lipidlöslichkeit, sowie Säuren und Basen gelangen stark in die Muttermilch[49].

Stillen nach einer Anästhesie und Narkose

Als Faustregel gilt für Ärzte, dass die Mutter nach einer Narkose stillen darf, sobald sie wieder ganz wach ist[50]. Oral, intravenös, spinal oder epidural verabreichte Medikamente zur Anästhesie und Bekämpfung von Schmerzen diffundieren in die Muttermilch. Leider fehlen pharmakokinetische Daten für einige Medikamente zur Anwendung in der Stillzeit oder die Daten sind nicht einheitlich[51,52]. Anästhesisten, Geburtshelfer und Kinderärzte möchten die Mutter zu frühem Stillen animieren und gleichzeitig die Exposition des Neugeborenen durch Medikamente möglichst gering halten. Viele Mütter sind besorgt und machen von sich aus eine Pause mit dem Stillen oder sie verweigern die Einnahme von Medikamenten[53].

Betäubungsmittel für Narkosen, die man in die Vene injiziert (Injektionsanästhetika), diffundieren schnell und stark in die Muttermilch. Opiumartige Medikamente, wie Fentanyl, Alfentanil, Pethidin, die für die Narkose der Mutter verwendet werden, gehen aber zu weniger als 6 % in das Neugeborene über. Trotzdem hemmen sie die Atmung, so dass es zu Atempausen (Apnoen) kommen kann. Zudem scheidet sie das Neugeborene wesentlich langsamer aus als die Mutter[54]. Erhält die Mutter solche „Morphine“ in Form von Tabletten zur oralen Einnahme, so gehen sie aber zu 12 % in das Kind über, so dass grösste Vorsicht geboten ist[55]. Hydromorphon wird im mütterlichen Stoffwechsel nur sehr langsam abgebaut (lange Halbwertszeit). Darum bleibt es lange in der Muttermilch. Deshalb ist für stillende Mütter bei wiederholter Einnahme höchste Vorsicht geboten[56]. Würde die Mutter Hustenmittel einnehmen, die Codein enthalten oder das Schmerzmittel Tramadol (Tramal®), so kann das bei Neugeborenen schwerste Atemdepressionen verursachen (Apnoe, Atemstillstand)[57]. Das Schmerzmittel Remifentanil darf stillenden Müttern nicht gegeben werden, auch nicht das Schmerzmittel Pethidin, das, auch wenn es vor der Geburt gegeben wird, nach der Geburt eine schwere Atemdepression beim Kind verursacht.

Muskelrelaxantien

Wird während der Stillzeit eine Narkose nötig, so werden diese Medikamente gegeben, damit die Muskulatur gelähmt ist und man besser operieren kann. Sie sind nur wenig fettlöslich, so dass sie das Kind nicht gefährden, da sie kaum in die Muttermilch übergehen[58].

Lokalanästhetika

Diese lokal injizierten Betäubungsmittel gehen praktisch nicht in die Muttermilch über, da sie nicht fettlöslich sind[59]. Werden diese Medikamente wegen einer Epiduralanästhesie für einen Kaiserschnitt verwendet, so erhält das Kind über die Plazenta und danach über die erste Muttermilch, das Kolostrum, grössere Mengen[60]. Trotzdem gilt eine epidurale Anästhesie während der Geburt mit Ropivacain oder Bupivacain als sicher für das Kind[61].

Anticholinergika

Dies sind Medikamente, welche in das vegetative Nervensystem eingreifen, indem sie dessen beruhigende Funktion, den Parasympathicus, der gleichzeitig die Verdauung und Peristaltik fördert, hemmen. Dadurch entspannen sich die unwillkürlichen Bewegungen der glatten Muskulatur der Organe, die Peristaltik des Magens und des Darms und wird die Absonderung in allen Drüsen gehemmt. Dazu gehören das ursprünglich in der Tollkirsche entdeckte Atropin und das Medikament Robinul (Neostigmin®). Anticholinergika werden stillenden Müttern seit Jahrzehnten verabreicht. Obschon es keine wissenschaftlichen Studien dazu gibt, gelten sie als sicher für das Kind[62].

Beruhigungsmittel, Schlafmittel

Wenn eine Mutter zur Beruhigung vor der Geburt ein Benzodiazepin, zum Beispiel Diazepam (Valium®) oder Lorazepam (Temesta®) erhält, ist die Adaptation des Kindes bei der Geburt behindert, so dass es mit einem deutlich schlechteren APGAR-Score auf die Welt kommt und riskiert unter Sauerstoffmangel zu leiden[63,64]. Auch können diese Mittel, wenn sie zusätzlich zur Epiduralanästhesie gegeben werden, bei der Mutter ein Delirium verursachen, mit Halluzinationen, Verwirrtheit, Unruhe, Weinkrämpfen, stereotypen Handbewegungen und einem mehrstündigen Gedächtnisverlust[65]. Jedoch können stillende Mütter nach der Geburt, wenn absolut nötig, eine Einzeldosis von Temesta® oder Valium® erhalten, ohne Gefahr für das Kind[66], jedoch mit der Gefahr von starken Nebenwirkungen für die Mutter, wie Verwirrtheit, Schläfrigkeit, Übelkeit und Erbrechen[67]. Diazepam (Valium®) wird sehr langsam abgebaut, so dass es bei gestillten Kindern bis zu 10 Tagen nach Einnahme der Mutter in beträchtlicher Konzentration im Blut des Kindes nachgewiesen werden kann. Darum unterbrechen viele Frauen das Stillen, da ihre Säuglinge zu schläfrig sind[68].

Schmerzmittel

Die so genannten nichtsteroidalen Antirheumatika (NSAR) gelten als Medikamente der Wahl in der Stillzeit, da sie nur wenig in die Muttermilch übergehen[69]. Benötigt die Mutter Acetylsalicylsäure, wegen einer Präeklampsie, Thromboembolie oder einer Herzklappenprothese, so darf diese in einer Dosis von 100 bis 300 mg pro Tag regelmässig gegeben werden, sowohl in der Schwangerschaft, als auch in der Stillzeit[70]. Erfolgt dies aber in höherer Dosierung über längere Zeit, so entsteht beim Säugling eine Übersäuerung (metabolische Azidose), die eine schwere, gefährliche Gelbsucht mit Hirnschaden (Reye-Syndrom) verursachen kann[71]. Nimmt die Mutter während der Schwangerschaft das Schmerzmittel Paracetamol ein, so besteht für ihr Kind ein Risiko für Verhaltensstörungen[72]. Paracetamol ist für die Leber Neugeborener weniger toxisch als bei älteren Kindern, da Neugeborene noch weniger Cytochrom-P450-Enzyme haben, die Paracetamol in toxische Metabolite umwandeln[73].

Antiemetika

Dies sind Medikamente gegen Brechreiz und Erbrechen. Ondansetron (Zofran®) hemmt die Wirkung von Serotoninrezeptoren. Stillende Frauen sollten es nicht erhalten. Metoclopramid (Paspertin®) geht in die Muttermilch über. Eine Wirkung von (Paspertin®) auf das Gehirn des gestillten Kindes kann nicht ausgeschlossen werden, so dass es in der Stillzeit nicht angewendet werden darf. Droperidol (Xomolix®) erzeugt in der Stillzeit ebenfalls neurologische Schäden und Entwicklungsstörungen. Brechreiz kann aber durch das homöopathische Mittel Ipecacuanha in zweihundertster C-Potenz wirksam behandelt werden, ohne jede Gefahr für das gestillte Kind, da die Arznei in so hoher Potenz keine Materie, sondern ausschliesslich die Information der Brechnuss enthält.

Antibiotika

Antibiotika während der Schwangerschaft schädigen nicht nur die Flora im Darm, sondern auch in der Scheide der Mutter. Das Mikrobiom der Scheide der Mutter besiedelt bei der Geburt den Darm des Kindes. Darum entsteht durch jede antibiotische Therapie der Mutter während der Schwangerschaft ein Schaden in ihrer Vaginalflora und dadurch ein Schaden im Aufbau des Mikrobioms des kindlichen Darms und dieser Schaden gefährdet das Kind für eine spätere Adipositas und Diabetes[74]. Die Muttermilch enthält zudem gesunde Bakterien für den Aufbau der Darmflora des Kindes. Eine antibiotische Therapie der Mutter verändert den Bakteriengehalt der Muttermilch, so dass sie viel weniger Laktobazillen enthält. Dies erschwert den weiteren Aufbau des Mikrobioms des Kindes bedeutend. Ein gesundes Mikrobiom des kindlichen Darms ist entscheidend für die Entwicklung des Immunsystems des Kindes und zur Verhütung einer Adipositas, damit diese nicht bereits im Kindesalter beginnt[75]. Ist während des Stillens eine antibiotische Therapie unumgänglich, so gelten Penizilline und ältere Cephalosporine als Antibiotika der Wahl[76].

Mittel gegen Bluthochdruck (postpartale Hypertonie)

Clonidin (Catapresan®) sollte stillenden Müttern nur mit grosser Vorsicht gegeben werden, denn es geht stark in das Kind über[77]. Muss ein Bluthochdruck nach der Schwangerschaft intravenös mit Urapidil (Ebrantil®) gesenkt werden, so muss das Stillen unterbrochen werden, da keine Daten oder publizierte Erfahrungen vorliegen[78]. Dagegen gelten Labetalol (Trandate®), Nifedipin (Adalat®), Enalapril (Zanipress®), Captopril (Captosol®), Atenolol (Tenormin®) und Metoprolol (Belok Zok®) als unschädlich für das Kind, im Gegensatz zu anderen ACE-Hemmern, Angiotensin-II-Rezeptor-Blockern und Amlodipin (Perindopril®). In der Schwangerschaft gilt Alpha-Methyldopa (Aldomet®) als Mittel der ersten Wahl und kann auch in der Stillzeit angewandt werden, ohne Gefahr für das Kind[79].

Zusammenfassend kann man sagen, dass die relative Dosis der meisten Medikamente, das heisst, der Prozentsatz des Spiegels im kindlichen Blut, im Vergleich zu demjenigen der Mutter, selten über 10 % beträgt. Nach einer Narkose kann die Mutter stillen, sobald sie wach ist. Muss man das Stillen unterbrechen, so bedeutet dies für das Kind ein grösseres Risiko als Spuren von Medikamenten in der Muttermilch. Doch bei einigen Medikamenten, Opioiden, Diazepam, Droperidol, Clonidin und Urapidil ist grösste Vorsicht geboten oder sie dürfen in der Stillzeit gar nicht verwendet werden. Schmerzmittel der Wahl sind in der Stillzeit Paracetamol und gewisse so genannte nicht steroidale Antirheumatika, zum Beispiel Ponstan® (Mefenaminsäure). Für Diclofenac (Voltaren®) ist nicht bekannt, inwiefern es in die Muttermilch übergeht. Darum soll es nur in zwingenden Gründen und nur kurzzeitig angewendet werden, auch nicht als Gel auf grösseren Hautpartien oder auf der Brust. Voltaren ist ein veraltetes Medikament, da es auch beim Erwachsenen relativ häufig die Nieren schädigt.

Es ist ganz wichtig, dass man als Mutter, bei jeglicher Einnahme eines Medikaments, immer auf Zeichen einer Atemdepression (Atempausen, Apnoen), Schläfrigkeit oder eine verminderte Aufmerksamkeit des Kindes achtet. Auch empfiehlt es sich, das Medikament während des Stillens einzunehmen. Dadurch entsteht der Wirkspiegel erst danach und ist das Medikament bis zum nächsten Stillen wenigstens teilweise bereits wieder ausgeschieden. Daten zu Medikamenten während der Stillzeit findet man im Internet unter embryotox.de (http://www.embryotox.de), LactMed® database (https://toxnet.nlm.nih.gov/newtoxnet/lactmed.htm oder http://www.motherisk.org).

Naturheilmittel für die Stillzeit

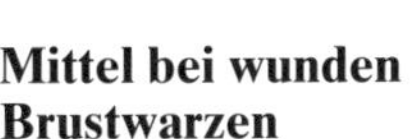

Spagyrische Essenzen darf man als Mutter in der Stillzeit einnehmen. Kindern unter 6 Jahren darf man sie aber nicht geben, da ihre Blut-Hirnschanke noch unreif ist und sie ins Gehirn gelangen können. Ätherische Öle können den Geschmack der Muttermilch verändern.

Oleum gynaecologicum

Dies ist ein Rezept für eine Mischung aus 5 Tropfen Karottensamenöl, 10 Tropfen ätherischem Anisöl, 5 Tropfen ätherischem Korianderöl, 3 Tropfen Lavendelöl und 3 Tropfen ätherischem Wildrosenöl in 100 ml Mandelöl. Dieses Öl darf man auf keinen Fall einnehmen. Es dient dazu, die Brust damit sanft einzumassieren. Das tut der Brust wohl. Dieses Öl darf aber auf keinen Fall auf die Brustwarze und auch nicht auf den Warzenhof gelangen, damit das Kind davon nichts einnimmt, wenn es trinkt. Ätherische Öle müssen von Kindern ferngehalten werden. Würde ein Kind davon trinken und sich verschlucken, so kann das lebensgefährlich sein, da es in der Lunge die Oberflächenspannung aufhebt, so dass sie sich mit Wasser füllt und man nicht mehr atmen kann.

Mittel gegen Hautreizungen

Zum sanft Einmassieren ist eine Mischung von 100 ml Mandelöl mit 10 Tropfen ätherischem Ringelblumenöl (Calendula officinalis) geeignet. Auch dies darf weder an die Brustwarze, noch den Warzenhof gelangen.

Mittel bei wunden Brustwarzen

Lanolin
Ein altes Mittel aus der Volksmedizin ist die Pflege mit Lanolin. Lanolin wird auch als Wollwachs bezeichnet. Wollwachs wird aus den Talgdrüsen von Schafen gewonnen. Manchmal muss man anfangs die Brustwarzen mit Stillhütchen schützen.

Verdünnte Zauberstrauch- oder Eichenrindenextrakte
Wirksam gegen die Entzündung ist ein ethanolisch-wässriger Trockenextrakt dieser beiden Kräuter, mit 5 g des Extraktes in 100 g 30-prozentigem Ethanol, zum Auflegen, mit einer Kompresse. Fertigzubereitungen sind im Handel,

Ringelblume (Calendula) und Johanniskrautöl
Als Salbe ist die Ringelblumensalbe (Calendula officinalis) für die Pflege der Brustwarze geeignet, auch Johanniskrautöl.

Umschläge mit Quark
Quark wirkt kühlend und entzündungshemmend.

Salbei
Salbei darf während der Schwangerschaft nicht getrunken werden. Für die Stillperiode ist die Salbei dagegen geeignet.

Pflanzliche Arzneimittel haben eine grosse therapeutische Breite. Trotzdem dürfen sie nicht überdosiert und auch nicht lange angewandt werden und nur unter sorgfältiger Beobachtung des Kindes.

Praktischer Teil

Speisezettel und Rezepte

Die nachfolgenden Speisezettel und Rezepte stellen eine Auswahl dar, die besonders den Bedürfnissen der werdenden und stillenden Mutter entspricht. Sie sind das Resultat langjähriger, diätischer Erfahrung bei der Betreuung schwangerer Frauen. Die Rezepte ersetzen nicht ein komplettes Kochlehrbuch, vermitteln aber typische Grundregeln und einige Beispiele für die praktische Zubereitung. Die Rezepte wurden in der Bircher-Benner Klinik entwickelt und haben sich über Jahrzehnte bewährt.

Wer die Auswahl noch bereichern und sich über ernährungstheoretische Fragen noch eingehender orientieren möchte, dem empfehlen wir das Bircher-Benner Handbuch Nr. 4: „Frischsäfte, Rohkost und Früchtespeisen“ und unsere anderen Handbücher. Die Rezepte für Birchermüesli, Rohgemüse und Säfte sind für jeweils 1 Person, diejenigen für warme Gerichte für jeweils 4 Personen berechnet.

Wichtig ist, dass man jede Mahlzeit mit Früchten und Nüssen beginnt und dass man hierzu und danach nicht mehr trinkt. Auf diese Weise gelangt das Obst mit seinem hohen Enzymgehalt teils direkt in den Zwölffingerdarm, wo es das Milieu in idealer Weise pflegt. Die nachfolgende Rohkost bleibt im Magen und fordert viel mehr Verdauungsarbeit. Es ist ganz wichtig, dass der Anteil an Obst und vegetabiler Rohkost immer mindestens 2/3 der Menge der Mahlzeit ausmacht, um bei jeder Mahlzeit das hohe Energiepotential an Lichtquanten aus der Photosynthese und den hohen Anteil an sekundären Pflanzenstoffen zu erhalten. Mit Zucker und Salz muss man zurückhaltend sein, das Verlangen nach Süssem mit Früchten decken und Kochsalz durch frische Kräuter, Knoblauch und Zwiebeln ersetzen. Man soll täglich mindestens 3 × 1 Esslöffel kalt gepresstes Leinöl zu sich nehmen, entweder direkt mit dem Löffel oder in das Birchermüesli, in Quark und die Salatsaucen gemischt. Dieses Öl hat wenig Eigengeschmack, es sei denn es sei oxydiert (ranzig), dann darf man es nicht mehr verwenden und man muss es immer gut verschlossen im Kühlschrank aufbewahren.

Die Vorschläge der Speisezettel und Rezepte schmecken fein und sind bewährt, wenn auch teils relativ aufwändig in der Zubereitung. Wenn man wenig Zeit hat und keine Hilfe, so kann man sich die Diät mit etwa denselben Nahrungsmitteln auch viel einfacher zusammenstellen und zubereiten.

Speisezettel

Speisezettel für die normale Schwangerschaft

Vorschläge für das Frühstück

Bircher-Müesli mit Früchten und Vollkornflocken
2 Scheiben Vollkornbrot oder Knäckebrot oder Pumpernickel, 10 g Butter oder Nussbutter, Honig oder Fruchtkonzentrat (Fruchtmus), Nüsse, 20 g Weisskäse,
1 Essl. Weizenkeime (gründlich kauen!),
1 Tasse Vorzugsmilch oder Kräutertee

oder:

1 Teller frisches Obst und Nüsse (3–5 Haselnüsse, Pekanüsse, Makadamianüsse, Walnüsse oder Mandeln, Vollkornschrotbrei mit Vorzugsmilch oder Frischkornflocken mit Rosinen,
Joghurt oder Sauermilch

Fünf verschiedene Vorschläge für das Mittagessen

Variante 1
Früchte
Rohgemüse: Kopfsalat, Karotten, Fenchel
oder: Feldsalat, Sellerie mit Apfel, Kresse
Hirsotto, gedämpfte Karotten
oder: Vollreis-Risotto, Blattspinat
wahlweise: Orangen-Creme, Erdbeerquark, Rote Grütze mit Sesamrahm

Variante 2
Früchte
Rohgemüse: Reformsauerkraut, Randen, Endivien
oder: Blumenkohl, Peperoni, Kresse
Warmes: wahlweise Gemüsebouillon, Minestra, Getreide- oder Sojasuppe
Bohnengemüse, Weizenbrätlinge
oder: Weizenschrotauflauf mit Tomatensauce
oder Chinakohl

Variante 3
Früchte
Rohgemüse: Lattich, Gurken, Radieschen
oder: Kopfsalat, Zucchetti, Tomaten
Warmes:
Kartoffeln, in der Schale gekocht, Kräuterbutter, Weisskäse, Quark mit Schnittlauch
oder: mit Tomatenpüree
oder: Käsekartoffeln im Ofen gebacken, gedämpfte Tomaten
Nachspeise: wahlweise: Melonenwürfelchen, gemischt mit Brombeeren, Reispudding mit Ananas
oder: Bananenschiffchen mit Johannisbeergelee und Quarkcreme

Variante 4
Früchte
Rohgemüse: Schnittsalat, Karotten mit Äpfeln, Weisskohl
oder: Grünsalat, Sellerie, garniert mit Baumnüssen, Tomaten
Warmes:
Maisbrei (Polenta), Mischgemüse aus Tomaten, Zucchetti, Auberginen und Peperoni
oder: Kastanien, Rotkohl
Nachspeise: Halbäpfel, gefüllt mit Preiselbeeren
Junket mit Heidelbeeren oder Quark mit Haselnussmus

Variante 5
Früchte
Rohgemüse: Chicorée, Rotkraut, Spinat oder: Kopfsalat, Rettich, rote und gelbe Peperoni
Warmes:
Kirschen- oder Zwetschgenauflauf mit Vorzugsmilch
oder: Apfelkuchen, Vorzugsmilch
oder: Hirseauflauf mit Früchten und Kompott

Bei Blutarmut: täglich vor dem Mittagessen 1 dl Grünsaft (Rezept Seite 75)

Fünf verschiedene Vorschläge für das Nachtessen

Gleich wie das Frühstück oder:

Variante 1
Früchte, Nüsse, eine Tasse Gemüsebouillon oder Kräutertee, zwei Vollkornbrötchen, belegt mit Kräuterbutter, weissem Streichkäse, Tomaten, Rohsalaten, pikanter Reform-Würzpaste oder Haselnussmus oder Honig

Variante 2
Früchte, Nüsse, 1 Tasse Gemüsebouillon oder Kräutertee, Dreifarbenquark (einer mit Tomatenmark, einer mit rohem, gehacktem Spinat, einer mit wenig Gorgonzola gemischt, 1 Pellkartoffel oder 1 Vollkornbrot

Variante 3
Früchte, Nüsse, 1 Tasse Kräutertee
Vollkornreis, rohe Tomatensauce (siehe Rezept S. 95)

Variante 4
Früchte, Nüsse, 1 Tasse Kräutertee
Vollweizengriess- oder Hafersuppe
2 Scheiben Vollkornbrot mit Butter und Käse

Variante 5
Früchte, Nüsse, 1 Tasse Kräutertee
Gebratene Kastanien, Apfelmus
oder: Hirsegriessbrei in Vorzugsmilch gekocht,
Kompott oder Fruchtsauce.
Bei wenig Appetit: 1 Glas Stärkungsgetränk (Rezept S. 78) löffelweise langsam geniessen.

Vorschläge für einen wöchentlichen Rohkosttag

Morgens:
Bircher-Müesli mit Früchten oder Beeren und Vollkornflocken, 1 Essl. gekeimter Weizen (muss gut gekaut werden!)
5 Nüsse oder 1 Teel. vorgeweichte Sonnenblumenkerne Dörrobst
1 Glas Mandel-, Vorzugs-, Sauer- oder Buttermilch
oder: 1 Tasse Hagebutten-, Fenchel- oder Lindenblütentee mit Zitronensaft und etwas Honig (anstelle von Zucker) (Kräuterteesorten siehe S. 29). Die Menge und Art des Kräutertees je nach Durst und Verlangen wählen.

Mittags:
Ein reichhaltiger Früchteteller
Nüsse, Rosinen, Datteln oder eine getrocknete Banane
Rohgemüse: Kopfsalat, Sellerie, Tomaten
oder: Gurken, Karotten, Kresse
oder: Reformsauerkraut, Randen, Fenchel
1 Glas Vorzugs-, Butter-, Sauer-, Mandel-, Sojamilch

Abends:
Verschiedene Früchte und Nüsse
Früchtepaste oder 4 Dörrfeigen, zerschnitten und in Apfelsaft vorgeweicht, gemischt mit 3 dl Sauermilch oder Joghurt
oder: roher Weizenschrotbrei, gesüsst mit Weinbeeren oder wenig Birnendicksaft, gemischt mit einer schaumig geschlagenen Banane und etwas Zitronensaft oder

Orangensaft, als Sauce Mandelmilch oder Vorzugsmilch
1 Tasse Kräutertee, gesüsst mit etwas Honig (anstelle von Zucker).

Diät vor der Geburt (salzlos)

(Grundregeln)

Frühstück:
Bircher-Müesli mit Früchten und Frischkornflocken (Hafer, Weizen, Hirse), 2 Scheiben Vollkornbrot, Honig Nüsse, Weinbeeren
1 Essl. gekeimter Weizen (gut kauen!)
1 Glas Orangen- oder Grapefruitsaft, Vorzugs- oder Sauermilch.

Um 10 Uhr:
Wenn Hunger, 1 Frucht.

Mittagessen:
Jedes Mittagessen beginnt mit Früchten und anschliessend einem Salatteller mit Grünsalat und 1–2 Rohgemüsen, zubereitet mit einer Salatsauce aus ²/₃ kalt gepresstem Sonnenblumenöl und Leinöl, Zitronensaft, Kräutern, aber ohne Salz. Dann folgt ein einfaches Gericht ohne Salz*, z.B. Kartoffeln in Petersiliensauce, Vollgriessgnocchi oder Maisschnitten mit etwas Frischbutter zubereitet (Rezept S. 92) und Tomatensauce.
Täglich 3–4 Essl. Quark, gewürzt oder mit Früchten.
Keine Süssigkeiten!
* Die Anleitung für köstlich mundende salzlose Gerichte finden Sie im Bircher-Benner Handbuch Nr.9: „Essensfreude ohne Kochsalz".

Getränke:
Keine Getränke
ausser morgens Milch, Mandelmilch oder Fruchtsaft,
mittags Gemüsebouillon oder Grünsaft (Rezept S.75), nachmittags ein Gläschen „Zur Stärkung" (Rezept S.78) oder Joghurt
abends 1 Tasse Tee von Hagebutten, Zitronenschalen, Pfefferminz oder Solidago. Süssen mit Honig oder Birnendicksaft, anstelle von Zucker.

16 Uhr:
1 Frucht oder einige Pinienkerne und Weinbeeren.

Abends:
Wie morgens oder Kern-Müesli oder „Maximummischung" (Rezepte S.67)
oder:
rohe Tomatensuppe (Rezept S.81), leicht erwärmt, mit Knäckebrot und etwas Butter
oder:
4 geschnittene Dörrfeigen, in Apfelsaft vorgeweicht und gemischt mit 1 Tasse Sauermilch oder Joghurt.

Diät im Wochenbett und beim Stillen

(Grundregeln)

Früh beim ersten Stillen:
1 Glas (ca. 2 dl) frisch gepressten Fruchtsaft oder Schlehensaft.

Morgens:
Bircher-Müesli mit Früchten und Frischkornflocken, Weizenkeimen oder 1 Essl. gekeimter Weizen (gut kauen), Vollkornbrot mit Butter und Honig oder Sesamhonig 1–2 Tassen Vorzugs- oder Sauermilch oder Hagebuttentee, gesüsst mit Honig (anstelle von Zucker).

10 Uhr:
Belegte Vollkornbrötchen mit Weisskäse, Kresse, Tomaten, Ei oder Weizenschrotbrei mit Banane, Zitronensaft und Honig, 1 Glas Schlehensaft oder Lindenblütentee mit Honig.

Mittags:
Variante 1:
Früchte
Rohgemüse: Schwarzwurzeln, Löwenzahn, Radieschen
oder:
Reformsauerkraut, Blumenkohl, Feldsalat
Weizenbrätlinge oder Buchweizengrütze, Rosenkohl oder Spinat
Dessert: leichte Quarkklösse mit Zwetschgenkompott oder Nusstorte mit Schlagrahm oder Mandelpudding.

Variante 2:
Früchte
Rohgemüse: Kopfsalat, Karotten, Gurken
oder: Rettich, Tomaten, Endiviensalat, Peperoni gefüllt mit Reis
oder: Käsepastetchen oder Käseschnitten, gebacken, oder: Lauchgemüse oder Bohnen
oder: Lattich, überbacken
Dessert: warmer Mandelpudding mit Weinsauce (alkoholfrei)
oder: Griessköpfchen mit Hagebuttensauce
1 Glas Cassis-Saft, Apfelsaft oder Grapefruitsaft.

Variante 3:
Früchte
Rohgemüse: Kresse, Sellerie mit Äpfeln, roter Chicorée, Vollkorn-Sojateigwaren
oder: Maisschnitten mit etwas Reibkäse, gedämpfte Tomaten oder Rotkohl
oder: Schwarzwurzeln oder Kräuter-Omelette
Dessert: Fruchtsalat oder Bananencreme
oder: Hirseauflauf mit Früchten
1 Glas Fruchtsaft oder Vorzugsmilch.

16 Uhr:
1 Glas Mandel-, Vorzugs-, Sauer-, Butter- oder Sojamilch, Schlehensaft oder frisch gepressten Fruchtsaft
Vollkornbisquits, Vollkornzwieback, Früchtebrot oder Pumpernickel mit Butter oder Nussbutter und Honig.

Abends:
Wie morgens oder „Maximum-Mischung" (Rezept S.67)
oder: Früchte, 1 Glas Vorzugsmilch oder 1 Tasse Kräutertee, mit etwas Honig gesüsst
Salat, Backkartoffeln, etwas Weichkäse, geschmorte Tomaten
oder: Getreidesuppe, angereichert mit einem Eigelb und etwas Vorzugshalbrahm oder Sesamrahm
oder: „Wöchnerinnensuppe" (Rezept S. 81)
oder: Omelette, gefüllt mit frischen Champignons.

Nachts:
Auf dem Nachttisch 1 grosses Glas Apfelsaft oder Lindenblütentee mit etwas Honig und Zitronensaft.

Bei Blutarmut (Anämie)

Täglich vor der Hauptmahlzeit, zusätzlich 1 dl Grünsaft (Rezept siehe S.75)

Diät bei Übergewicht
(Grundregeln)

Ganz wichtig ist es, vor der Planung einer Schwangerschaft ein Übergewicht zu reduzierten, möglichst bis zum Idealgewicht. Dies ist durch Hungern und Fasten nicht möglich, da das Übergewicht durch eine Stoffwechselstörung entsteht, durch die allgemein verbreitete Fehlernährung mit viel Fleisch, Milchprodukten, Fett, Zucker, Weissmehlspeisen, industriell verkünstelten Nahrungsmitteln, Kaffee und Alkohol. Ein vollständiges, dauerhaftes Ausheilen der Übergewichst ist aber möglich durch eine Diät aus vegetabiler Frischkost. Für den Verlauf der Schwangerschaft und die Entwicklung und Gesundheit des Kindes ist dies entscheidend. Hierzu empfehlen wir unser Bircher-Benner Handbuch Nr.26: „Für Gewichtsprobleme, Adipositas und Anorexie."

Während der Schwangerschaft sind Fastenkuren kontraindiziert. Dann kann man folgendermassen vorgehen:

Diät mit 1500–1800 Kalorien

Knappe Mahlzeiten.
Die Gesamtmenge auf 5 kleine Portionen verteilen. Dazwischen nichts knabbern!
1 Teel. Heilerde in etwas Wasser verrührt 1 Std. vor den Mahlzeiten genommen absorbiert Gifte und reduziert übermässigen Appetit.
Wir empfehlen jede Woche einen Rohkosttag oder Frischsäftetag einzuschalten.
Das Frühstück soll reichlich sein, das Mittagessen mittel reichhaltig und das Nachtessen spärlich.
Man muss Salz und Butter auf ein Minimum reduzieren. Statt Butter kann an Stelle von Butter Magerquark mit viel Schnittlauch gewürzt, als Brotaufstrich oder als Beigabe zu Kartoffeln dienen.

Morgens:
Joghurt-Müesli (viel viel Früchte, wenig Flocken!)
oder: 1 Frucht oder 1 Tasse Beeren,
1 Essl. Getreideflocken mit Buttermilch, Sauermilch oder Joghurt, 1 Teel. Rosinen
1 Scheibe Vollkornbrot, Magerquark,
1 Tasse Magermilch.

10 Uhr:
1 Glas Obstsaft, 5 Pinien- oder 10 Sonnenblumenkerne.

Mittags:
1 Frucht, Rohgemüse, mit nur etwas Leinöl, ohne Salz und mit Joghurtsauce angemacht
1 Schalenkartoffel im Wechsel mit 1 kleinen Tasse gekochtem Mais oder Hirse, Vollreis, Buchweizen, Weizenschrot
Gemüse dämpfen, ohne Fett, ohne Salz aber mit Kräutern oder Reformhefewürze abschmecken
2 mal wöchentlich 1 weiches Ei
Keine Zuckerwaren!

16 Uhr:
Kräutertee oder Mandel-, Mager- oder Buttermilch, Knäckebrot mit Tomate oder Magerquark.

Abends:
1 Essl. Getreideflocken, Obst oder Beeren mit Joghurt oder Junket.
Einige grüne Salatblätter, Radieschen, Peperoni (entkernt)
Gurke oder Tomate oder ein geriebener Apfel vermischt mit ganz wenig geriebenem Meerrettich.
Alles ohne Sauce anrichten und möglichst langsam essen unter gründlichem Kauen. Dadurch vergeht das Hungergefühl.

Frischsafttag

3–4 mal täglich 2 dl ganz frisch zentrifugierte Säfte: Obst- oder Gemüsesaft entsprechend dem Bircher-Benner Handbuch Nr. 4: „Frischsäfte, Rohkost und Früchtespeisen" und dem Rezeptteil dieses Buches.

Diät bei Untergewicht
(Grundregeln)

Mehrere Mahlzeilen pro Tag, aber kein Essenszwang, da sich sonst der Appetit verliert. Speisen anreichern mit kalt gepresstem Sesam- und Leinöl, Frischbutter oder Diätmargarine, Rahmquark oder Vorzugsrahm.

Morgens:
Bircher-Müesli mit Vorzugsrahm oder Mandelmilch, Frischkornflocken, Früchten, Pinienkernen, Rosinen, Nüssen
oder: Haferbrei mit Rahm oder Fruchtmark
oder: Quark-Leinölspeise nach Dr. Budwig

Vollkornbrot mit Butter und Honig
Oder einer Tomate und Radieschen
Mandelmilch, Vorzugsmilch, Sauer- oder Buttermilch oder Kräutertee.

10 Uhr:
Frappée aus Vorzugsmilch oder Mandelmilch, Banane und Beeren
Vollkornbrot oder
1 Tasse warme Gemüsebouillon,
2 mal wöchentlich 1 Eigelb als Einlage.

Mittags:
1 Frucht oder frisch zentrifugierter Fruchtsaft
Rohkost mit Öl- oder Rahmsauce oder Mayonnaise
Hirsotto mit Gemüsen oder
Maisschnitten, gratiniert, Tomatensauce oder Dillsauce
Chicoréegemuse
Oder gedämpfte Endivien
etwas Frischkäse
Früchtekaltschale oder Orangencreme.

16 Uhr:
Pfefferminztee, belegte Vollkornbrötchen

Abends:
„Maximum-Mischung" (Rezept S.68)
oder: Getränk „Zur Stärkung" (Rezept S.79)
oder: Milchreis mit gedämpften Äpfeln
oder: Gerstensuppe oder Kartoffelsalat, garniert mit Tomaten und Gurken.

Nachts:
Auf dem Nachttisch: Kräuterjoghurt oder Honig-Nussstängelchen.

Während der ersten Wochen entsteht bei Übelkeit oft etwas Untergewicht. Dieses kann und soll nicht mit Esszwang zu fettreichen, mastigen Speisen behoben werden!
Das Gewicht steigt bei gesunder Kost (siehe Diät bei Übelkeit), sobald die Zeit der Übelkeit vergangen ist, an.

Diät bei Obstipation
(Grundregeln)

Morgens:
Bircher-Müesli mit Leinsamenschrot
oder:
Weizenschrotbrei, Vorzugsmilch oder Mandelmilch
oder: Frischkornflocken, Früchte, Sauermilch oder Joghurt Vollkornbrot, Butter, Honig, Sauermilch oder Pfefferminztee.
Mittags:
Beeren, Orangen, Mandarinen oder Steinobst
Rohgemüse, unzerkleinert oder grob geschnitten
rohes Reform-Sauerkraut mit etwas Öl und Joghurt, Kartoffelschnee, gedämpfte Zucchetti
oder: Reisring, gefüllt mit Erbsen und Karotten
Dessert: Rhabarberschnitten oder Johannisbeerfrappée.

Abends:
Bircher-Müesli oder Quark-Leinölspeise nach Dr. Budwig
oder: Vollkornschrotbrot, Quark mit Meerrettich, Tomaten, Salat
oder: Gemüsesuppe
oder: 4 zerschnittene, in Apfelsaft vorgeweichte Dörrfeigen als Einlage in 1 Tasse Sauermilch oder Joghurt
oder: Dörrzwetschgen, roh oder gekocht, Maiskolben mit Butter, Kräutertee.

Diät bei Durchfall
(Grundregeln)

Knapp essen
Man meide: Beeren, Zitrusfrüchte, Rhabarber, Steinobst, frisches Vollkornbrot, Zucker.
Günstig wirken: geriebene Äpfel, Heidelbeerkompott ohne Zucker, Bananen, Reis, Kartoffeln, Quark, eine Tasse Kamillen- und 1 Tasse Tormentillatee (Tormen-

tilla darf in der Schwangerschaft nicht höher dosiert werden).
Schleimsuppen aus gekochtem und passiertem Vollkorn-Hafer, Hafer, Gerste, Reis und Grünkern
oder: passierte Haferflockensuppe oder passierte Reissuppe.
Alle Schleimsuppen ohne Fett und ohne Zwiebeln zubereiten.
Statt Rohkost: Frisch zentrifugierter Saft von Karotten, Randen, Kohl als Saft bläht nicht.
Bei schwerem Durchfall zuerst 1 Tag Tee-Säfte-Fasten, Bettruhe.
Danach ein Apfeltag: 4 bis 8 mal täglich 1 frisch geriebener Apfel ohne Zucker.

Nach dem Apfeltag bis zur Heilung des Durchfalls:

Morgens:
Apfelmüesli mit Knäckebrot oder Reformzwieback und Quark
Heidelbeertee oder Buttermilch.

Mittags:
Geriebener Apfel ohne Zucker
Rohgemüse mit Reisschleim.

Nach 3 Tagen:
Fein geriebene Karotten oder Randen ohne Öl
Hafer- oder Reisschleimsuppe
Trockener Reis oder Quark-Kartoffeln, gedämpfte Tomaten oder Soja-Vollkornteigwaren mit Tomatensauce
Apfelmus.

Abends:
Apfel oder Banane, Heidelbeertee, Vollkornzwieback,
Suppe oder Brei aus gekochtem, passiertem Weizenschrot oder aus verschiedenen Flocken, dazu Knäckebrot, Darwida oder Vollgriessbrei in Milch gekocht mit Apfelmus, schwach gesüsst.

Zwischenmahlzeiten:
Schluckweise Kamillen-, Heidelbeer- oder Tormentillatee. 3 mal 1 Esslöffel Heilerde oder Kohletabletten je nach Bedarf, geriebener Apfel, ohne Zucker.

Diät bei Übelkeit
(Grundregeln)

Morgens:
Beim Aufwachen mit Übelkeit ein paar Rosinen oder Pinienkerne oder Pfefferminzblätter kauen.
Frühstück: Früchte, Kern-Müesli (Rezept S. 67), trockenes Vollkornbrot, 1 Tasse Bittertee, 3–5 Nüsse, gut kauen!
Wenn kein Widerwillen besteht, kann das Frühstück ergänzt werden durch Joghurt, Quark, abwechselnd Birchermüesli oder Schrotbrei, je nach Appetit.

10 Uhr:
Frisch zentrifugierter Obstsaft (siehe Rezept S. 74).

Mittags:
Früchte (ungezuckert)
Rohgemüse unangemacht und unzerkleinert, wahlweise einige schöne Salat-, Kohl- oder Spinatblätter, 1 kleine zarte Karotte, Radieschen, Blumenkohlröschen, Peperoni entkernt, Stückchen von Gurke, Rettich oder Zucchetti oder etwas Fenchel, Chicorée oder Feldsalat.
Bei Appetit zusätzlich eine Kartoffel, in der Schale gekocht,
oder eine kleine Portion Vollkornreis oder Polenta
und ein gedämpftes Gemüse, alles möglichst fettlos und leicht gewürzt.)
Jedes Vielerlei verstärkt die Übelkeit, deshalb wird auf Nachspeisen verzichtet, bis die Übelkeit vergangen ist.

16 Uhr:
Mineralwasser oder frisch zentrifugierter Fruchtsaft, ungesüsst, oder „Kleine Trockenmischung“ (Rezept siehe S. 67).

Abends:
Tomaten- oder Getreidesuppe, Vollkornbrot oder Knäckebrot, oder Frischkornflocken mit klein geschnittenen Dörrfrüchten und wenig Joghurt oder Sauermilch oder eine Mischung von Nüssen, Mandeln und Rosinen, trocken kauen!
Oder: rohes Apfelmus ohne Zucker mit Vollkornzwieback oder Knäckebrot oder 1 Essl. gekeimter Weizen, gut gekaut!

Nachts:
Auf dem Nachttisch 1 Apfel und einige Schnitze einer Grapefruit zum „Lutschen", wenn nachts Übelkeit auftritt.

Bei sehr starker Übelkeit

Bleibt sie den ganzen Tag über bestehen, so ist es ganz wichtig, den Arzt aufzusuchen.

Man halte sich an folgende praktische Regel:

1. Tag: Säfte-Tee-Fasten
4–5 mal täglich 1 Glas leicht verdünnten frisch zentrifugierten Saft aus: Grapefruit, Trauben, Orangen, Äpfel, Beeren, Karotten, Tomaten, u. a.
Dazwischen Kräutertee aus Pfefferminze schluckweise;
evtl. auch Gemüsebrühe, salz- und fettlos gekocht.
Gute Darmentleerungen! Wenn nötig, morgens und abends Ballon-Klistier, Leinsamen, geschrotet und eingeweicht, Linusit oder Psylliumsamen, 1–2 Essl. pro Tag, 1 Std. in 1 Glas Wasser oder Apfelsaft vorgeweicht.

2.–5. Tag: Einkost-Nahrung
Das heisst, zu jeder Mahlzeit nur eine Art von Nahrung.
3 Mahlzeiten:

Morgens:
Äpfel, langsam gegessen und gut gekaut, in beliebiger Menge,
oder eine andere Sorte Früchte, z. B. Trauben, Grapefruit, Beeren, Kirschen oder auch Tomaten usw.
Während der Mahlzeiten nichts trinken.

10 Uhr:
Ein frisch zentrifugierter Fruchtsaft

Mittags:
Hirsebrei oder gedämpfte Kartoffeln oder Weizenspeise oder gedämpftes, einfaches Gemüse nach Wahl. Menge nach Appetit, langsam essen!

16 Uhr:
Ein frisch zentrifugierter Fruchtsaft

Abends:
Wie mittags, aber Gemüse, wenn mittags Kartoffeln, oder umgekehrt. Eventuell auch Knäckebrot, gut gekaut. Säfte oder Kräutertee, schluckweise in kleinen Mengen, wie beschrieben im Säfte-Tee-Fastentag. Die Einkost-Tage können mehr oder weniger streng durchgeführt werden und wirken im Anschluss an einen Säfte-Tag meist sehr rasch. Die Verdauungssäfte des Magens werden durch diese vereinfachte Beanspruchung rasch entlastet, und die Übelkeit beruhigt sich.
Wichtig: Vor jeder Mahlzeit 10–15 Minuten ruhen, 1 Std. Mittagsruhe, frühe Nachtruhe!
Bei schweren Brechzuständen frühzeitig den Arzt aufsuchen. Bei Magenbrennen teelöffelweise zwischen den Mahlzeiten Heilerde mit etwas Pfefferminztee nehmen oder 1–2 mal täglich 1 Essl. frisch zentrifugierten Kartoffelsaft.
Ist die Übelkeit überwunden, folge man den zu Beginn beschriebenen Richtlinien.

Diät bei Magen-, Darm- und Leberstörungen
(Grundregeln)

Je nach ärztlicher Vorschrift: fettarme bis fettlose Kost.
Vermeidung von Reizstoffen, Röstprodukten, scharfen Gewürzen, blähenden Gemüsen.
Gut kauen, langsam essen, Ruhe nach den Mahlzeiten, Wärme.

Bei starker Magenentzündung mit Magenbrennen und Appetitlosigkeit gelten die gleichen Regeln wie bei der Diät bei Übelkeit (siehe S. 59).

Zu Beginn einige Tage Frischsaftdiät unter Zusatz von 1/3 Leinsamenschleim. Kamillentee, schluckweise einnehmen.

Fettarme Schondiät bei leichtem Leberschaden und Reizmagen

Morgens:
Bircher-Müesli, mit Joghurt hergestellt, kleine Portion von 100 g, 1 Teel. Pinienkerne oder geriebene Nüsse, Vollkorn- oder Knäckebrot mit 5 g Diätmargarine, Magerquark, Honig, Kräutertee.

Mittags:
Früchte, Rohgemüse: angemacht mit Quark- oder Joghurtsauce (Rezept S. 72) oder mit ganz wenig Ölsauce und reichlich frischen Kräutern.
Es eignen sich: Karotten, Tomaten, Sellerie, alle grünen Salate, Randen, Zucchetti, Spinat und Rettich. Kohlsorten und Schwarzwurzeln werden nicht verwendet, weil sie leicht blähend wirken.
Es folgt entweder eine Suppe (ohne Rahm und mit nur wenig Butter zubereitet): z. B. Tomaten- oder Haferflockensuppe
oder ein gedämpftes Gemüse, wobei erst zum Schluss wenig Butter zugegeben werden darf. Zwiebeln werden nicht verwendet. Es eignen sich besonders gut: Karotten, Fenchel, Sellerie, Lattich, Zucchetti, Tomaten, Lauch, Spinat.

Als Beigabe Petersilien-Kartoffeln oder Maisbrei, ohne Fett gedämpft, und erst beim Anrichten mit etwas frischer Butter verfeinert, oder Vollkornteigwaren.
Hartkäse darf nicht verwendet werden, auch nicht als Reibekäse. Dagegen sind Magerquark und magerer Weisskäse, würzig angerührt, als Beigabe zu Vollkornbrot und zu Kartoffeln oder leicht gesüsst als Dessert mit Früchten eine wertvolle Ergänzung.
Als Süssspeisen eignen sich auch Apfelmus, Fruchtgelee (zubereitet mit Agar-Agar oder Pektin), Junket aus Magermilch mit Beeren, Fruchtsalat, Bananen-Apfelschaum und Rote Grütze.

Abends:
Wie morgens
oder: Vollkornteigwaren oder Ostigliatoreis, Tomatensauce
oder: Vollkorngriess- oder Haferflockensuppe
oder: Getreidebrei, in Magermilch gekocht, Kompott
oder: Vollkornbrötchen ohne Butter, belegt mit Kräuterquark, Tomaten, Kresse, Radieschen, Gurkenscheibchen, geriebenen Karotten.

Wir empfehlen die Bircher-Benner Handbücher Nr. 2: „Für Leber-Gallenkranke“ und Nr. 14: „Für Magen-Darmkranke“. mit eingehenden Erklärungen und vielen bewährten, feinen Rezepten.

Fettlose Schon-Diät bei schwerem Leberschaden

Morgens:
Geriebener Apfel mit etwas Zitronensaft und Honig oder Birnendicksaft. Vollkornbrot oder Knäckebrot mit Honig

oder: Birchermüesli fettlos (Rezept S. 65) oder: Frischkorn-Flocken mit Früchten und Magermilch oder: Mager-Junket oder Buttermilch mit fein geschnittenem Steinobst, Vollkornbrot, Honig.

Mittags:
Früchte, Rohgemüse lassen sich auch ohne Rahm und Öl schmackhaft zubereiten mit etwas Weissmehl mit wenig Wasser angerührt, was eine ausgezeichnete, cremige Sauce ergibt. Sie wird gewürzt mit Zitronensaft, gehackten Kräutern, Zwiebeln oder frisch gepresstem Knoblauch oder mit fein geriebenem Meerrettich. Gemüsebouillon lässt sich auch ohne Fett appetitanregend zubereiten mit etwas Steinsalz und gehackter Petersilie. Kartoffeln aus dem Backofen schmecken ausgezeichnet mit geschmorten Tomaten. Kartoffelstock lässt sich mit etwas Vorzugsmilch schaumig schlagen.
Einen luftigen Kartoffelschnee erhalten wir, wenn wir gekochte Kartoffeln durch ein grobes Sieb pressen oder mixen. Dazu muss man „mehlig kochende" Kartoffeln wählen. Auch eine wohlschmeckende, nahrhafte Kartoffelsuppe stellen wir ohne Butter her, indem wir eine kräftige Gemüsebrühe, Majoran, Thymian und etwas Steinsalz verwenden.
Vollgetreidespeisen bedürfen keines Fettes, um ihren köstlichen Eigengeschmack zu entfalten. Anstelle von Butter geben wir dazu eine würzige Tomatensauce aus vollreifen, frischen Tomaten, die wir passieren, ohne sie zu kochen, und nur leicht erwärmen (Rezept S. 95). Die Gemüse werden ohne Fett gedämpft und mit Schnittlauch und etwas Reform-Hefewürze abgeschmeckt. Als Nachspeise dienen alle Früchtespeisen, die ohne Rahm und Fett hergestellt werden, besonders Cremen aus Magerquark, oder Griessbrei in Magermilch gekocht oder Rote Grütze mit Vanillesauce aus Magermilch.

Abends:
Grapefruit oder Früchtekaltschale, eine Scheibe Vollkornbrot mit Honig oder Hafersuppe, ohne Fett gekocht, Traubensaft oder Buttermilch oder Kräutertee
oder: Geriebene Äpfel, Bananenrädchen, Zitronensaft, Kornflakes, Butter- oder Magermilch, Knäckebrot, Tomaten, Radieschen, Gurkenscheibchen Apfelsaft oder Kräutertee
oder: 1 Tomate, einige zarte Salatblätter, Schnittlauch Reisgemüsesuppe, ohne Fett gekocht
oder: Vollgriessbrei mit Magermilch gekocht, Aprikosenkompott.
Eine halbe Stunde vor jeder Hauptmahlzeit eine kleine Tasse Pfefferminztee oder etwas Rettichsaft.
Nachmittags bei Bedarf ebenfalls 1 Tasse Pfefferminztee.

Für diese Diät lohnt es sich das Bircher-Benner Handbuch Nr. 2: „Für Leber-Gallenkranke", mit vielen Erklärungen und Rezepten zu lesen.

Diät bei Nierenstörungen und Wasserrückhalt
(Grundregeln)

Es ist ganz wichtig, sofort den Arzt zu konsultieren! Je nach ärztlicher Verordnung salzarme oder salzlose Diät. Kein Salzersatzmittel verwenden, ohne ärztliche Erlaubnis. Würzen mit frischen Kräutern, geriebenem Meerrettich, Zwiebeln oder frischem, ausgepresstem Knoblauch. In Absprache mit dem Arzt anstelle von Frischmilch Mandelmilch bzw. Sesamrahm verwenden. Bei Verbot von tierischem Eiweiss dienen als Eiweissträger Nüsse, Sesam und Sojaprodukte anstelle von Quark, Käse, Eiern und Fleisch.

Morgens:
Birchermüesli mit Mandelmilch zubereitet (Rezept S.65)
salzloses Vollkorn- oder Knäckebrot,
Butter oder Reform-Nussbutter
Hagebuttenmus oder Honig.
Auf Wunsch verschiedene Nüsse oder 1 Essl. gekeimter Weizen 1 Tasse Solidago- oder Apfeltee oder Mandelmilch.

Mittags:
Früchte, Rohgemüse: Feldsalat, Randen, Blumenkohl, mit kalt gepresstem Öl, Zitronensaft, Kräutern und Zwiebeln, aber ohne Salz. Bohnengemüse mit viel Bohnenkraut und Zwiebeln in etwas Butter dämpfen, nicht salzen!
Oder: Kümmelkartoffel, Buchweizen, Hirsotto und Risibisi (Rezepte S.92 und 91) Diese Speisen schmecken köstlich auch ohne Salz.
Bananencreme mit Rahmquark, Zitronensaft und Birnenkonzentrat
oder Früchtekompott nach alter Art (Rezepte S.100 und 99).

Abends:
Wie Frühstück. Zusätzlich Grünkern- oder Kartoffelsuppe
oder: Dörrobst, Nüsse, Weizenbrei, Apfelkompott, Hagebuttentee
oder: rohe Fruchttorte aus Hirseflöckchen, einer Lage zerdrückte Beeren, einer Schicht Rahmquark und garniert mit Beeren. Solidago-Tee.
oder: leichte Omelette gefüllt mit Preiselbeeren
oder: Gemüsesuppe oder Cremesuppe, gebunden mit 1 Eigelb und etwas Rahm, viel Schnittlauch und Petersilie.
Alle diese Gerichte offenbaren erst ihren köstlichen Eigengeschmack, wenn sich die Zunge an salzlose Speisen gewöhnt hat. Dies ist nach kurzer Zeit der Fall. Wir empfehlen hierzu unser Bircher-Benner Handbuch Nr.9: „Essensfreude ohne Kochsalz“, mit vielen köstlichen Rezepten.

Rezepte

Die Rezepte für Birchermüesli, Rohgemüse und Säfte sind für 1 Person, diejenigen für Kochrezepte für 4 Personen berechnet. Salz muss ganz besonders während der Schwangerschaft sparsam verwendet werden. Wegen der Verschmutzung der Meere können wir Meersalz nicht mehr empfehlen. Steinsalz stammt ursprünglich auch aus einem Meer. Während der Schwangerschaft und Stillzeit empfehlen wir jodiertes zu verwenden, da der Jodbedarf erhöht ist, jedoch ohne Fluorzusatz. Dieses ist im Reformhaus erhältlich. Rezepte, die bei Zeichen einer Präeklampsie wie Bluthochdruck, Übergewicht, Ödeme nicht zubereitet werden dürfen, haben wir mit einem Stern(*) bezeichnet.

Obstgerichte und Birchermüesli

Ganze Früchte

Wenn immer möglich, nur biologisch kultivierte Nahrungsmittel verwenden. Pestizide sind toxisch und dringen durch die Plazenta in das Kind hinein. Obst muss zu Beginn jeder Mahlzeit genossen werden, da es den Magen nach kurzer Zeit verlässt und am leichtesten verdaulich ist. Die Früchte müssen reif sein und unterschiedlich, je nach der Jahreszeit. Auch als Zwischenmahlzeit vor- und nachmittags und bei Durst sind Früchte herrlich. Sie sättigen, ohne zu belasten, heben die Widerstandskraft, regen die Verdauung an, schützen die Leberfunktion und erhalten das Gefässsystem elastisch und leistungsfähig.

Zerkleinerte Früchte

Alle aus Frischobst bestehenden Gerichte müssen nach der Zubereitung sofort gegessen werden. Zerkleinerte Früchte, Fruchtsäfte, Kaltschalen und Birchermüesli verlieren beim Stehenlassen an ihrem vollen Wert und Fermentgehalt. Darum sollen alle Früchtespeisen erst kurz vor den Mahlzeiten zubereitet werden. Zum Süssen verwendet man keinen Zucker und süsst sie nur wenn nötig mit etwas Honig, Birnendicksaft oder Obstsaftkonzentrat oder übergiesst sie mit Traubensaft (Rezepte S.99).

Frisch zentrifugierte Fruchtsäfte

Frischgepresster, ungesüsster Saft aus reifen Früchten ist eine wertvolle Nahrung und eine köstliche Erfrischung. Anstelle von ganzen Früchten dienen sie bei Übelkeit, an Fastentagen, bei Durst, bei Magenstörungen und während der Stillzeit (siehe Speisezettel). Als Mischung eignen sich beliebige Saft-Kombinationen von Beeren, Steinobst, Trauben, Orangen und Grapefruits. Ein Zusatz von Leinsamen- oder Reisschleim bindet die Fruchtsäuren. Dies ist bei empfindlichem Magen notwendig (siehe Rezepte S.61, 74).

Süss-Speisen mit Früchten, Getreide und Kernen

Das Birchermüesli

Das Birchermüesli ist eine Früchtespeise, die von Dr. med. Maximilian Bircher-Benner als medizinische Diätspeise eingeführt wurde. In seiner Zusammensetzung wurde es der Muttermilch nachgebildet. Für Schwangere ist es sehr geeignet, denn es sättigt, ohne die Verdauungsorgane zu belasten und ohne dass es zu übermässiger Gewichtszunahme beiträgt und es stillt den Durst. Als Frühstück oder Nachtessen ist das Birchermüesli die ideale Speise. In der Schwangerschaft soll das Müesli nicht mit gezuckerter Kondensmilch zubereitet werden, sondern mit Mandelmilch, oder wenn man Milchproteine verträgt mit Joghurt, denn während der Schwangerschaft ist der Organismus der Mutter besonders empfindlich auf Zucker. Zur Zubereitung sind die vielen kommerziellen Flockenmischungen nicht geeignet, da sie alle zu viel Zucker enthalten.

Zuerst wird immer die Sauce angerührt, um dann die vorbereiteten Früchte direkt in die Sauce zu reiben oder damit zu vermischen. Dazu geeignet ist die Bircherraffel, die so konzipiert ist, dass sie die Zellen aufschliesst oder, nachdem man die Äpfel in Stücke geschnitten hat, ein Stabmixer. Das geriebene Obst muss immer sofort in die Sauce eingerührt werden, um dessen Oxydation zu vermeiden. Geeigneter sind feine Flocken, die man auch selbst schroten kann. Grobe Hafer- und Weizenflocken sind weniger geeignet, doch können sie in Wasser oder Apfelsaft vorgeweicht werden. Bei Rapidflöckchen und kalt gepressten, feinen Flocken ist das nicht unbedingt nötig.

Grundrezept des Birchermüeslis

Für eine Person:
ca. 200 g Äpfel
1 Teel. Haferflocken
1 Teel. Weizenkeime
1–3 Essl. Wasser (oder Apfelsaft)
1 Essl. frischer Zitronensaft
1 Teelöffel Mandelpüree oder 3 Essl. Joghurt oder Buttermilch
1 Teelöffel kalt gepresstes Leinöl
Gemahlene Mandeln

Alle Zutaten gut zu einer Sauce verrühren
200 g Äpfel – waschen, abreiben, Stiel und Blüte entfernen.
Geeignet sind saure, saftige Äpfel.
Auf der Bircherraffel direkt in die Sauce hinein raffeln und laufend gut einrühren, damit sie nicht braun werden. Das Raffeln soll kurz vor dem Essen durchgeführt werden.
Man kann auch die Äpfel in Stücke schneiden und statt mit der Raffel mit dem Stabmixer direkt in der Sauce verarbeiten.
Anrichten, die Mandelsplitter darüberstreuen und mit mundgerechten Fruchtstückchen und Beeren dekorieren.
Zur besonderen Anreicherung von Vitaminen E und B verwende man in der Schwangerschaft zusätzlich als Einlage ins Müesli:
1 Essl. Weizenschrot, welches über Nacht oder mindestens 2 Std. zuvor in Wasser oder Apfelsaft vorgeweicht wurde.

Eingeweichte, ganze Getreidekörner und gekeimter Weizen sollen dagegen nicht in das Birchermüesli gemischt, sondern stets gesondert gereicht werden, weil sie besonders gut gekaut werden müssen, um verdaulich zu sein. Zur Abwechslung können kalt gepresste Weizen-, Reis-, Gersten-, Roggen-, Hirse-, Buchweizen- oder Sojaflocken anstelle von Haferflocken verwendet und etwas Hefeflocken zugefügt werden. Joghurt oder Buttermilch können durch Sauermilch oder Mandelmilch ersetzt werden. Mandelmilch wird in Wasser mit etwas Honig eingemixt (1 Esslöffel helles Mandelpüree und 1 Teelöffel Honig in ½ Liter Wasser). Abwechslungsweise kann auch Rahmquark, angerührt mit etwas Vorzugsmilch oder Sauermilch, als hochwertiger Grundbestandteil der Müeslisauce dienen.

Birchermüesli mit Beeren oder Steinobst

Dieses „Sommermüesli" ist besonders reich an Vitamin C, durststillend und anregend für den Darm.
Zuerst eine Sauce herstellen nach dem Grundrezept, jedoch ohne Wasser, evtl. anreichern mit Soja-Klopfer oder Molat.
150–200 g Beeren aller Arten – ganz oder mit einer Gabel oder einem Holzstössel leicht zerdrücken. 150–200 g Zwetschgen, Pfirsiche oder Aprikosen – durch den Passvite oder die verchromte Hackmaschine treiben oder fein schneiden.
Varianten für die Grundsauce: siehe Apfelmüesli.

Birchermüesli für Untergewichtige

Grundsauce anreichern mit 1 Teelöffel Soja oder Sesamrahm. Statt Joghurt verwende man Mandelmilch oder Rahm zur Sauce. Zusatz von Sesamsamen oder Sonnenblumenkernen, letztere in Apfelsaft vorgeweicht.

Birchermüesli bei Übergewicht und Leberschaden (fettarm)

Grundsauce mit Joghurt, Sauer-, Butter- oder Magermilch herstellen, Flocken reduzieren, evtl. nur einen Teel. Weizenkeime beimischen, stattdessen mehr Früchte dazugeben. Keinen Zucker verwenden! Trotzdem soll das Leinöl zugegeben werden, denn dieses bewirkt keine Gewichtzunahme.

Birchermüesli ohne tierisches Eiweiss (Bei Allergien und Nierenschaden)

Grundsauce mit Mandelmilch herstellen, anstelle von Joghurt, Rahm oder Kondensmilch. Weizenschrot über Nacht oder mindestens 2 Std. einweichen und dem Müesli zufügen. Im Übrigen wie Apfel- oder Beerenmüesli zubereiten.

Birchermüesli aus gemischten Früchten

Birchermüesli herstellen wie im Grundrezept angegeben, mit etwas weniger Apfel. Dazu viele Johannis- und Himbeeren, Erdbeeren oder Brombeeren beifügen oder Aprikosen mit Pfirsichen oder Zwetschgen mit Aprikosen oder fein geschnittene Äpfel, Orangen- und Mandarinenschnitzchen, Äpfelstückchen und Traubenbeeren oder saure Äpfel und schaumig geschlagene Bananen.

Birchermüesli aus getrockneten Früchten

Sollten keine frischen Früchte zur Verfügung stehen, so wasche man pro Person 100 g getrocknete Zwetschgen, Apfelschnitze oder Dörraprikosen und weiche sie in kaltem Wasser 12 Std. lang ein. Morgens treibe man sie durch die Hackmaschine oder schneide sie in feine Stückchen. Die Fruchtmasse wird mit der Grundsauce vermischt und das Einweichwasser mitverwendet. Man achte bei Dörrfrüchten besonders auf biologische, gute, frische Qualität, da sonst unliebsame Magen- und Darmstörungen auftreten könnten.

Kernenmüesli (besonders wertvoll für die Zähne und den Darm)

24 Stunden vorher 1 Essl. Weizenkörner einweichen oder
2 Stunden vorher 1 Essl. Weizenschrot und 1 Essl. Sonnenblumenkerne einweichen.

Am Vorabend 1 Essl. süsse Dörrfrüchte, wie Datteln, Feigen in feine Stücke geschnitten mit Weinbeeren in Wasser oder Apfelsaft einweichen. Das Wasser soll die Früchte und Körner nur knapp bedecken. Am Morgen alles zusammenmischen und 2 Essl. Frischkornflocken, 1 Teel. Weizenkeime und 1 Teel. halbe Baumnüsse oder Pinienkerne oder geriebene Haselnüsse oder Sesamsamen und etwas abgeriebene Schale einer biologisch kultivierten Zitrone zugeben. Das Kernenmüesli soll nur wenig durchfeuchtet sein, damit es zum guten Kauen anregt!

Gekeimter Weizen und roher Weizenschrotbrei: Rezepte auf Seite 67 und 89

„Maximum-Mischung“

Man weicht am Vorabend 1 Teel. Leinsamen mit 1 Teel. geschroteten Sonnenblumenkernen und 1 Essl. Weizenschrot in Apfelsaft ein. Am Morgen gibt man 50 g Rahmquark oder Magerquark 1 dl Sauermilch oder Joghurt oder Vorzugsmilch oder Mandelmilch, 1 Teel. Weizenkeimöl oder kalt gepresstes Leinöl, 1 Essl. Zitronensaft, 1 Teel. Honig oder Birnendicksaft, 1 Essl. Frischkornflocken, 1 Essl. Hafer-, Weizen-, Hirse-, Soja-Flocken oder eine Flockenmischung dazu und mischt alles gut durch. Dann gibt man 1 Teel. Weinbeeren oder Korinthen, 1 Teel. Pinienkerne oder Baumnüsse oder Mandeln dazu und raffelt etwas Schale einer biologisch kultivierten Zitrone hinein.

Die „Maximummischung“ ist sehr gesund und reichhaltig an wertvollen Nahrungsstoffen für die Schwangerschaft und Stillzeit. Man geniesst sie ganz langsam, löffelweise, bei gutem Kauen.

Kollath- oder Holle-Frischkornfrühstück

3 gehäufte Essl. Frischkornflocken mit Mandelmilch, Vorzugs-Vollmilch, Sauermilch oder Joghurt und 1 Esslöffel kalt gepresstem Leinöl mischen, nach Belieben Weinbeeren oder Honig dazugeben und nach Belieben 1 grob geriebenen Apfel oder 100 g frische Beeren oder fein geschnittenes Steinobst dazugeben und alles gut mischen. 1 Esslöffel gemahlene Haselnüsse oder Mandeln darüberstreuen.

Quark-Leinöl-Frühstücksspeise nach Dr. Budwig

50 g Magerquark oder Rahmquark, evtl. 1 Essl. Vorzugsmilch oder Joghurt, 1 Teel. kalt gepresstes Leinöl, 1 Teel. Zitronensaft, 1 Teel. flüssigen Honig, gut mischen. Die Banane mit einer Gabel schaumig schlagen und untermischen, 1 Essl. Leinsamen darüberstreuen.

„Kleine Trockenmischung“ (besonders gut bei Übelkeit)

1 Essl. Weizenkeime, 1 Essl. Weinbeeren, 2 Essl. geriebene Haselnüsse miteinander mischen. Gut einspeicheln und gründlich kauen. Langsam geniessen!

Rohgemüse

Frische Salate und Rohgemüse werden durch eine sinngemässe und abwechslungsreiche Zubereitung, wie sie in diesem Buch und im Bircher-Benner Handbuch: „Frischsäfte, Rohkost und

Früchtespeisen“ beschrieben ist, zu einer Gesundheitsspeise und zugleich zu einem kulinarischen Genuss ersten Ranges. Im Allgemeinen gelten dieselben Regeln, wie für die Zubereitung der Obstgerichte.

Vier Grundsätze für die Zubereitung der vegetabilen Frischkost

Die Frische der Rohkost
Am wertvollsten sind sonnengereifte, biologisch gezogene Gemüse, ganz besonders aus dem eigenen Garten. Im Reformhaus werden sie meistens in der höheren Demeterqualität angeboten. Die rohe, vegetabile Frischkost soll so kurz wie möglich vor der Mahlzeit zubereitet werden, damit sie nicht welkt, wird oder austrocknet. Nach der Zerkleinerung muss man vermeiden, dass die Rohgemüse an der Luft sind und durch den Sauerstoff oxydieren. Darum ist es wichtig, diese möglichst rasch mit der Sauce zu mischen.

Die biologische Herkunft und Qualität
Obst, Gemüse und Salate, die nicht aus kontrolliert biologischem Anbau stammen, sind mit toxischen Pestiziden belastet, welche ganz besonders in der Schwangerschaft und Stillzeit, aber auch sonst grossen Schaden anrichten können. Ganz besonders toxisch sind Paraquat und Organophosphat-Pestizide, die ursprünglich während der Weltkriege als chemische Kampfstoffe ausgetüftelt wurden, um Menschen zu töten. Danach kamen Chemiekonzerne auf die glorreiche Idee, diese, wenn auch in viel niedrigeren Konzentrationen, als Pestizide anzubieten. Alle konventionell angebauten Früchte und Gemüse sind heute damit belastet. Im Winter werden Salate und Rohgemüse zudem mit Nitrit bespritzt, das auch zum Pökeln von Trockenfleisch und Würsten verwendet wird. Im biologischen Landbau ist Nitrit erlaubt, jedoch in viel tieferer Dosierung. Nitrit ist krebserregend. Blatt und Wurzelgemüse müssen jung, zart sein und nicht gebleicht. Sie dürfen weder einseitig, noch übermässig gedüngt sein, wenn selbst gezogen möglichst mit Kompost und frei von Pilzkrankheiten. In der Schwangerschaft und Stillzeit, wo neues Leben entsteht und sich entwickelt, ist dies ganz besonders wichtig.

Die harmonische Zusammenstellung
Jedes Rohgemüsegericht soll womöglich aus dem Dreiklang: Wurzel, Frucht und Blatt bestehen, da sich deren Inhaltsstoffe unterscheiden. Grüne Blätter sind in der Schwangerschaft und in der Krankenkost ganz besonders wichtig. Die Salatsaucen sollen je auf die Art des Salates abgestimmt sein. Dies erhöht den Genuss und bringt feine Abwechslung im Geschmack. Man achte auch darauf, dass auf der Rohkostplatte drei verschiedene Farben vorhanden sind, so dass man sich am Anblick freut. Mit kleinen Garnituren aus Kräutern, Radieschen oder Erstlingskarotten kann man die Rohgemüseplatte farbenfroh und festlich gestalten. Doch soll man die Zahl der Rohgemüse im Alltag nicht überscheiten, sondern eher für Abwechslung im Laufe der Woche sorgen. Ein übertriebenes Vielerlei ist für die Verdauung ungünstig, ganz besonders wenn die Mutter unter Gelüsten, Widerwillen oder Übelkeit leidet, so dass sie auf einfachste Geschmackszusammenstellungen angewiesen ist.

Gute Reinigung

Biologisch und ohne Jauchedüngung angebaute Gemüse enthalten keine Wurmeier. Um einer Infektion durch Würmer oder Colibazillen vorzubeugen, befolge man zur Reinigung folgende Vorschriften genau:

Reinigung der Blattgemüse
Kopfsalat, Endivien, Lattich, Weisskraut, Kohl, Rotkraut usw: Die Blätter auseinan-

dernehmen, braune und schadhafte Stellen entfernen und mehrere Male jedes Blatt einzeln unter der Dusche oder dem Wasserstrahl sorgsam abspülen. Im Drahtkorb oder einem sauberen Tuch ausschwingen.

Bei Verdacht auf Würmer 1 Std. in Salzwasser legen (½ Handvoll Salz auf 5 l Wasser). Feld- und Schnittsalate, Spinat, Löwenzahn, Kresse, Rosenkohl und ähnliche kleinblättrige Salate bedürfen der besonderen Sorgfalt. Beim Rüsten und Waschen muss man sie öfters in kleinen Portionen durchspülen und die Würzelchen und zähe Stiele entfernen. Chicorée und Chicorino halbieren, äusserste Blätter entfernen und gut durchspülen.

Reinigung der Wurzelgemüse
Sellerie, Rübchen, Schwarzwurzeln, Randen, Rettich, Kohlrabi, Radieschen. Die Wurzeln mit einer Bürste unter dem laufenden Wasser reinigen. Schälen und sofort in kaltes Wasser mit Salz und Zitronensaft legen (½ Zitrone oder ausgepresste Schalen und 1 Essl. Salz auf 5 l Wasser). Dadurch verlieren die Gemüse ihre frische Farbe nicht.

Reinigung der Gemüsefrüchte
Tomaten, Gurken, Zucchetti, Peperoni (Paprikaschoten). Die Früchte zuerst waschen, dann evtl. schälen oder klein schneiden. Gurken von der Mitte nach aussen schälen, bittere Enden abschneiden. Zarte Gurken können auch ungeschält verwendet werden, was besonders wertvoll ist, da die Schalen viele wertvolle Polyphenole enthalten. Für Salate nur junge, zarte Zucchetti verwenden und diese nicht schälen. Grüne und gelbe Peperoni sind weniger scharf als rote. Die Peperoni halbieren und die Kerne entfernen, dicke Teile einschneiden und evtl. in Wasser einlegen, falls sie zu scharf sind.

Blumenkohl, Stangensellerie, Lauch, Fenchel: Den Blumenkohl in grössere Stücke zerlegen, schadhafte Stellen wegschneiden, Strunkteile etwas abschälen und in Salzwasser einlegen. Stangensellerie schälen, zähe Teile wegschneiden. Lauch halbieren, rüsten und unter der Brause gut waschen. Fenchel halbieren und waschen.

Spezielle Reinigungsmethoden

Sollten Zweifel über die Sauberkeit und Keimfreiheit von Gemüsen oder Früchten bestehen, besonders in südlichen und tropischen Ländern und bei Jauchedüngung, so befolge man die nachstehenden Reinigungsmethoden:

1. Zur Befreiung von Wurmeiern und Ungeziefer lege man das Gemüse in eine verdünnte Kochsalzlösung mit 1 Handvoll Salz auf 1 Liter Wasser ein. Die Wurmeier kleben mit einer Eiweissschicht am Gemüse. Die Kochsalzlösung löst diese auf. Danach muss man gründlich spülen und nachreinigen.

2. Knollen- und Fruchtgemüse können nach dem Rüsten in ein Sieb gegeben und 10 Sek. in kochendes Wasser getaucht werden. Dadurch wird die äussere Schicht keimfrei, und innen ist das Gemüse dennoch roh geblieben.

3. Gemüse- und Fruchtsäfte werden beinahe keimfrei, auch ohne diese Vorbereitungen, wenn man zur Hälfte der Menge des Saftes ausgepressten Zitronensaft beifügt.

4. Um sich in den Tropen vor Amöben zu schützen, tauche man die gerüsteten Gemüse in eine Chlorkalklösung (5 g Chlorkalk auf 1 Liter Wasser). Dann gut nachwaschen mit gekochtem Wasser, damit der Chlorkalk vollständig entfernt wird.

Zur Rohkost geeignete Salate und Gemüse und dazu passende Kräuter und Saucen

Blumenkohl	Rahmsauce	Basilikum, Majoran, Baumnüsse
Blumenkohlröschen mit Karotten	Rahmsauce	Petersilie, Zwiebel
Chicorée, evtl. mit Apfel oder Orange bereichern	Quarkmayonnaise	Estragon, Majoran
Chicorée mit Tomatenwürfelchen	Ölsauce oder Mayonnaise	Basilikum
Endiviensalat		Schnittlauch, Zwiebel, Petersilie, Knoblauch
Endivien, Chicorée, Feldsalat	Ölsauce oder Mayonnaise	Basililkum, Zwiebel, evtl. etwas Knoblauch
Feldsalat	Ölsauce	Zwiebel, evtl. Knoblauch, gepresst
Fenchel	Mayonnaise	Zwiebel, Dill
Fenchel mit Chocorée und Tomaten	Mayonnaise	Petersilie, Basilikum, Zwiebel
Fenchel mit Karotten, fein gehobelt	Rahmsauce	Zwiebel, Schnittlauch
Gurken	Ölsauce	Dill, Borretsch
Karotten	Rahmsauce	Etwas geraffelte Äpfel und wenig Honig oder Majoran, Liebstöckel
Karotten und Äpfel, beide fein gerieben	Rahmsauce	Dill
Kohlrabi	Mayonnaise	Thymian, Liebstöckel, Knoblauch, oder wenig geriebenen Meerrettich
Kopfsalat	Ölsauce	Schnittlauch, Zwiebel, Majoran, Thymian, Basilikum
Kopfsalat, Peperoni, Fenchel, Tomaten	Ölsauce	Basilikum, Zwiebel
Kresse	Ölsauce	Wenig Zwiebel
Lattich	Rahmsauce	Basilikum, Majoran
Peperoni (Paprikaschoten)	Ölsauce	Schnittlauch
Peperoni mit Fenchel	Ölsauce	Schnittlauch, Dill
Peperoni mit Tomaten	Ölsauce	Schnittlauch, Basilikum
Radieschen	Rahmsauce oder Ölsauce	Schnittlauch, oder ohne Kräuter
Randen, rote Beete	Ölsauce	Liebstöckel, Thymian, Kümmel, evtl. zur Abwechslung süss-sauer anmachen
Rettich	Rahmsauce oder Ölsauce	Schnittlauch, oder ohne Kräuter
Rotkraut	Raumsauce oder Mandelmus-Mayonnaise-Sauce	Etwas geraffelte Äpfel, Kümmel, Liebstöckel

Sauerkraut, mit geriebenem Apfel bereichern	Ölsauce	Keine Kräuter
Schnittsalat	Ölsauce	Schnittlauch, Zwiebel, Knoblauch
Sellerie, mit geriebenem Apfel und Nüssen bereichern	Rahmsauce	Basilikum, Thymian
Spinat	Ölsauce	Pfefferminze, Sauerampfer, Brennnessel
Stangensellerie	Ölsauce	Zwiebel, Schnittlauch, Petersilie
Tomaten	Ölsauce	Salbei, Basilikum, Liebstöckel, Thymian
Topinambur	Ölsauce	Thymian, Melisse
Zucchetti	Ölsauce	Dill, Basilikum, Estragon

Bei Übelkeit die Rohkost nur mit etwas Zitronensaft anrichten.

Sellerie-Apfel-Bananen-Rohkost
20 g Quark
3 Essl. Rahm oder Joghurt – verrühren
½ Zitrone, ausgepresst
200 g feingewürfelte Äpfel
100 g Bananenrädchen
50 g geriebener Sellerie
evtl. etwas Joghurt, falls zu trocken

Alles gut mischen, einige Walnüsse zum Garnieren

Tomaten, roh, gefüllt
In steif gerührte, mit gehackten, frischen Kräutern gewürzte Quarkmayonnaise reibt man geschälten Meerrettich, einen Apfel, mischt gut und füllt diese Mischung in ausgehöhlte Tomaten. Anrichten auf Salatblättern, garnieren mit Ananasstückchen oder Baumnüssen. Geeignet für festliche Gelegenheiten.

Sauerkrautsalat
Reform-Sauerkraut ist salzarm und ein besonders wertvolles Rohgemüse, vor allem im Winter. Es ist roh leichter verdaulich als gekocht. Bei gelegentlicher Zubereitung von gedünstetem Sauerkraut kann durch eine Beigabe von klein geschnittenem, rohem Sauerkraut der Geschmack und die Bekömmlichkeit verbessert werden. Das Sauerkraut wird gelockert. In der Stillzeit dürfen einige Wacholderbeeren zugegeben werden, jedoch nicht in der Schwangerschaft. Etwas Kümmel zugeben und ½ geriebenen Apfel und mit etwas Olivenöl anmachen.
Als Ergänzung ist Nüsslisalat (Feldsalat) und jede Rohkost aus Wurzelgemüsen geeignet.
Sauerkraut wirkt galletreibend und regt den Magen und den Darm an.

Die Zubereitung der Rohkost

Wichtig ist, dass man immer zuerst die Sauce für die Salate und Rohgemüse zubereitet, um die sorgfältig gewaschenen Blätter oder Wurzeln direkt in die Sauce zu reiben, zu hobeln oder zu schneiden, und dass man diese laufend und sofort mit der Sauce vermischt. Dadurch kann die Oxydation vermieden werden. Besonders gut sieht man dies bei geriebenen Äpfeln und Sellerie. Diese verfärben sich ohne Sauce rasch, bleiben aber gemischt mit Sauce schön weiss. Doch sollen auch bereits angemachte Salate und Rohgemüse nicht lange stehen gelassen, sondern möglichst kurz nach der Zubereitung gegessen werden.

Salatsaucen

Die Mengenangaben sind für eine Person berechnet. Im Allgemeinen wird viel zu viel Salz gebraucht, was sich ganz besonders in der Schwangerschaft für die Gesundheit nachteilig auswirkt. Darum werden während der Schwangerschaft alle Saucen für Salate und Gemüsefrischkost salzlos zubereitet. Sie lassen sich ohne Salz schmackhaft würzen mit frischen Küchenkräutern, Reform-Hefeextrakt, Zwiebeln und evtl. etwas gepresstem, frischem Knoblauch. Knoblauch muss sparsam zugefügt werden, da er sonst nach einer gewissen Zeit oft nicht mehr gut vertragen wird.

Ölsauce
2 Teel. kalt gepresstes Samenöl
oder Olivenöl 1 Teel.
1 Teel. kalt gepresstes Leinöl
1 Teel. Zitronensaft
Zwiebeln, fein gehackt
1 Teel. frische Kräuter, gehackt
oder 1 Messerspitze getrocknete Kräuter
oder Reform-Hefewürze
evtl. ganz wenig frisch gepresster Knoblauch

Rahmsauce
2 Essl. Rahm oder Sesamrahm
1 Teel. Quark
1 Teel. Zitronensaft
Zwiebel, fein gehackt
oder wenig frisch gepresster Knoblauch
1 Teel. frische Kräuter, gehackt
oder 1 Messerspitze getrocknete Kräuter

Joghurt- oder Sauermilchsauce
für die fettarme Diät
2–3 Essl. Joghurt, Sauermilch oder Buttermilch
einige Tropfen Zitronensaft
½ Teel. Zwiebeln, fein gehackt
oder etwas Knoblauch
1 Teel. frische Kräuter
oder 1 Messerspitze getrocknete Kräuter

Alle Zutaten gut vermischen.

Quark-Joghurtsauce
Für fettarme Diät
1 Essl. Magerquark
2 Essl. Joghurt oder Sauermilch
1 Essl. Zitronensaft
Kräuter, frisch oder getrocknet
Zwiebeln, fein gehackt
oder frisch gepresster Knoblauch

Alles gründlich verrühren.

Mayonnaise
1 Ei, kurz auf 100 °C erhitzt, zerquirlt
½ dl kalt gepresstes Leinöl
einige Tropfen Zitronensaft

Das Öl tropfenweise unter gleichmässigem Rühren mit dem Schwingbesen dem Ei beifügen.

Mayonnaisesauce
Für eine Person:
1 Essl. von obiger Mayonnaise
1 Teel. Zitronensaft
evtl. ein wenig frisch gepresster Knoblauch
oder Meerrettich
1 Teel. frische Kräuter
oder 1 Messerspitze getrocknete Kräuter
Mit saurer Milch oder Gemüsebouillon verdünnen.

Alle Gewürze mit der Grundmayonnaise gut vermischen.

Soja-Mayonnaise
Bei veganer Diät, bei Tiereiweiss-Verbot
2 gestrichene Essl. Sojamehl
6 Essl. Wasser
2 dl kalt gepresstes Leinöl
3 Essl. Zitronensaft

Zu einem glatten Teig verrühren, abwechselnd, langsam Wasser und Öl dem Sojamehl beifügen, unter tüchtigem Rühren mit dem Schwingbesen.
Würzen wie oben angegeben.

Quark-Mayonnaise
100 g Rahmquark
1–2 Essl. Vorzugsmilch
glattrühren
1–2 Essl. kalt gepresstes Leinöl beifügen
zum Verfeinern:
1 Teel. Diätsenf
1 Teel. Zitronensaft
etwas Hefewürze
viel frische Kräuter, gehackt

Alles gut mischen.

Soja-Quarksauce
1 Essl. Quark
2 Essl. Rahm oder Joghurt
1 Teel. Sojamehl
1 Teel. Mandelpüree
etwas Zwiebeln, Zitrone, Hefewürze (Cenovis) oder eine andere salzlose Hefewürze

Gut mischen oder mixen.

Pikante Quarksauce
1 Essl. Quark
3 Essl. Joghurt
oder 1 Essl. Rahm und 2 Essl. Joghurt
1 Teel. Sojamehl oder Molat
1 Essl. Zitronensaft
etwas Meerrettich oder Muskat
und etwas Curry
½ Apfel
fein geriebene Kresse oder Kerbel, gehackt
½ Teel. Fruchtkonzentrat oder Sanddornelixier
Dies gibt eine feine süss-saure Salatsauce

Zur Abwechslung kann jede Salatsauce durch Zugabe von etwas Obstsaftkonzentrat, Birnendicksaft, Honig oder Tomatenpüree süss-sauer abgeschmeckt werden. Auch Sauermilch, verrührt mit Obstsaftkonzentrat oder Birnendicksaft, ergibt eine fettarme Sauce, die sich gut für Karotten- oder Grünsalat eignet.

Belegte Brötchen

Rohkost eignet sich auch sehr gut für belegte Vollkornbrötchen, die entweder als Vorspeise oder für ein sommerliches Nachtessen immer beliebt sind. Der Geschmack der verschiedenen Aufstriche und Zutaten lässt sich auf immer neue Weise würzen und gestalten. Je hübscher und frischer die Brötchen aussehen, umso appetitlicher sind sie.
Das Vollkornbrot sollte wenigstens einen Tag alt sein, damit es sich in dünne Scheiben schneiden lässt und bekömmlich ist.

Grundaufstrich

100 g Butter oder Reform-Pflanzenfett
80 g Quark
20 g Butter oder
Reform-Hefekräuterpasten

Butter schaumig rühren und mit den anderen Zutaten gut vermischen

Dieser Grundaufstrich kann gewürzt werden mit einem Reformhefeextrakt, mit frischen, fein gehackten Kräutern, mit Tomatenpüree oder Kümmel- und Paprikapulver

Auflagen auf den Grundaufstrich

Die bestrichenen Brötchen können wahlweise mit sämtlichen angemachten Rohgemüsen belegt werden. Als Garnitur können Radieschen, Kresse, Zwiebelringlein, Oliven und Baumnüsse verwendet werden. Zur Abwechslung kann auch ein hartgekochtes Ei, gehackt und mit etwas Mayonnaise vermischt, als Garnitur dienen oder ein Frischrahm-Streichkäse oder etwas fein geriebener Emmentalerkäse, mit etwas Milch oder Rahm angerührt.

Frischsäfte

Ganz frisch zentrifugierte oder gepresste Frischsäfte sind eine hochwertige, leicht verdauliche, flüssige Nahrung, die besonders geeignet ist bei Übelkeit und Magen-Darm-Beschwerden. Man vergesse jedoch nicht, dass feste Frischkost noch wertvoller ist und auf die Dauer durch Säfte nicht ersetzt werden kann. Darum soll man zu Obst und Rohgemüse zurückkehren, sobald diese wieder vertragen werden.

Am wertvollsten und wirksamsten sind die unmittelbar vor dem Trinken zentrifugierten Frischsäfte. Wenn es nicht möglich ist, diese zuzubereiten, kann man für kürzere Zeit auf biologische, mit Milchsäuregärung hergestellte Trauben-, Frucht- und Gemüsesäfte ausweichen. Diese haben aber nicht die biologisch wertvolle Energie der Lichtquanten aus der Photosynthese.

Allgemeines zur Zubereitung der Frischsäfte

Die Reinigung der Gemüse ist auf Seite 69 beschrieben. Für das Auspressen der Säfte sind viele Geräte im Handel, von der kleinen Handpresse bis zur elektrischen Zentrifuge. Für die Handpresse müssen die Früchte und Gemüse stark zerkleinert werden. Elektrische Zentrifugen sind heute nicht mehr so teuer. Man achte darauf, dass ganze Früchte hineingegeben werden können. Die Anschaffung lohnt sich.

Fruchtsäfte

Fruchtsäfte schmecken ohne jegliche Zugabe köstlich und werden langsam, löffelchenweise genossen. Sie müssen sofort nach dem Pressen genossen werden, denn jedes Stehenlassen bedeutet einen starken Wertverlust. Trinkt man Fruchtsäften nüchtern oder bei empfindlichem Magen, muss man ⅓ rohen Leinsamenschleim oder gekochten Reisschleim oder Gerstenschleim zusetzen, um die Fruchtsäuren zu binden. Für die Herstellung von Reisschleim sind Produkte im Reformhaus erhältlich. Die Säure mildernd wirkt auch die Zugabe von 1 Teel. Rahm oder ⅓ Mandel- oder Sojamilch pro Glas Fruchtsaft. Sehr saure Säfte können durch Einmixen einer Banane oder durch 1 Teel. Honig, Birnenkonzentrat oder Traubensaft gesüsst werden. Übersüsse Fruchtsäfte, wie zum Beispiel Melonen- oder Birnensaft, gewinnen an Köstlichkeit, wenn man etwas frischen Zitronensaft zugibt

Gemüsesäfte

Zur Zubereitung als Frischsaft eignen sich besonders gut sämtliche Wurzel-, Knollengemüse und viele Blattgemüse sowie Tomaten und Gurken. Es lohnt sich, den Gemüsesäften etwas Wildkräuter wie Sauerampfer, Brennnessel, jungen Löwenzahn und Küchenkräuter zuzugeben.

Gemischte Gemüsesäfte

Der erdige Geschmack von Wurzelgemüsen kann mit einer sonnengereiften Frucht aufgehellt werden.

Besonders gute Mischungen sind nach unserer Erfahrung:
Tomaten, Karotten und Spinat zu gleichen Teilen.
Karotten Tomaten und Spinat
Tomaten und Äpfel
Karotten und Äpfel
Randen (Rote Bete) und Ananas
Karotten, Sellerie, Fenchel, Tomate

Hier kann man viel Phantasie walten lassen und Mischungen herausfinden, die einem besondere Freude bereiten.

Grünsaft
Saft aus grünen Salaten und Rohgemüsen ist für die werdende Mutter besonders wertvoll, wegen des Eisen- und Magnesiumgehalts in hoher biologischer Verfügbarkeit.
Bei Blutarmut soll man täglich vor dem Mittagessen 1 dl Grünsaft trinken. Mit einem elektrischen Entsafter kann man Spinat, Lattich, Kopfsalat, Kohl und andere Grünblätter zentrifugieren oder pressen. Diesen Grünsaft mischt man mit Karotten- oder Tomatensaft. Dabei verfeinern 1 Teel. Rahm, Mandelmilch oder Joghurt und einige Tropfen Zitronensaft den Geschmack.

Kartoffelsaft
Rohe Kartoffeln enthalten Solanin, das in grossen Mengen toxisch ist. Darum darf man nur eine kleine Kartoffel verwenden. Kartoffelsaft schmeckt nicht sehr angenehm. Wenn man ihn aber vor der Mahlzeit trinkt, ist er gegen Sodbrennen und Magenschmerzen wirksam. Er wirkt auch beruhigend auf die Schleimhäute, wenn man einen kleinen Apfel dazumischt, wodurch er im Geschmack viel angenehmer ist. Man nehme davon nicht mehr als 1 Essl. vor den Mahlzeiten oder bei Bedarf 1 Teel. zwischendurch.

Milchrezepte

Es lohnt sich, ein Reformhaus zu suchen, das Kuhmilch als Vorzugsmilch, die nicht homogenisiert ist, anbietet. Heute vertragen sehr viele Menschen Milch und ihre Produkte nicht mehr, wegen der Verarbeitung in der Milchindustrie. Bei der Anlieferung wird alle Milch, die nicht zur Herstellung von Rahm dient, sofort homogenisiert. Dazu wird sie unter fünffachen Atmosphärendruck gesetzt und über eine heisse Platte gespritzt, damit die räumliche Struktur der Eiweisse und Lipide verkrüppeln. Dadurch schwemmen das Milchfett und die Globuline nicht mehr auf. Das Immunsystem der Darmschleimhaut erkennt diese verkrüppelten Proteine als „verdächtig" und reagiert dagegen, indem die Immunzellen vorerst Ig-G4 Immunglobuline dagegen bilden. Diese bewirken bereits eine Unverträglichkeit. Verstärkt sich diese, bildet das Immunsystem Ig-E Globuline, die im Darm und an anderen Schleimhäuten massive allergische Reaktionen auslösen können.
Ig-G4 vermittelte Unverträglichkeiten werden oft mit einer Laktoseintoleranz verwechselt. Bei dieser handelt es sich aber nicht um eine Allergie. Laktose erzeugt nur Reaktionen, wenn die Menge an Laktose, die man zu sich nimmt, die Kapazität des Enzyms Laktase im Darm übersteigt. Bei starker Ig-G4 vermittelter Milcheiweissintoleranz werden zunehmend auch Weizenproteine und oft auch Pilze und Hefe, auch Backhefe, nicht mehr vertragen, da Kreuzreaktionen entstehen (Molekulare Mimikry). Bei vielfacher Unverträglichkeit lohnt es sich, mit einer Blutentnahme die Ig-G4 Antikörper gegen 264 Nahrungsmittel zu bestimmen und die Diät entsprechend anzupassen. Nahrungsmittel mit starker Reaktion müssen mindestens 1 Jahr lang weggelassen werden, bei geringerer Reaktion entsprechend weniger lang. Dann können sie vorsichtig einzeln wieder eingeführt werden. Bei Kuhmilchunverträglichkeit werden oft auch Sojamilch und Sojaprodukte nicht vertragen. Dann kann man auf Mandelmilch und Sesammilch ausweichen oder auf Reis- oder Hafermilch. Allerdings haben diese je einen teils ganz anderen Gehalt an Nährstoffen.

Vollmilch
Vorzugsmilch ist, wenn man Milcheiweiss verträgt und sie aus kontrolliert tuberkulosefreien Ställen stammt und roh getrunken wird, ein hochwertiges Nahrungsmittel. Im Winter soll man sie nur leicht erwärmen, nicht kochen. Wenn nicht

erhältlich, muss man pasteurisierte Milch verwenden.

Magermilch
Nicht homogenisierte Vorzugsmilch kann man selbst abrahmen oder aus einer Molkerei beziehen. Sie ist auch als Pulvermilch erhältlich, doch ist diese stark denaturiert. Magermilch eignet sich für die fettlose Diät bei Übergewicht oder Leberschwäche.

Molke
Molke entsteht bei der Herstellung von Käse als Rückstand. Sie enthält Milchzucker, Mineralstoffe (Calcium, Natrium, Kalium) und hochwertige Albumine. Bei Fastenkuren kann man sie als Abwechslung zu Fruchtsäften verwenden. Für Menschen mit Kuhmilchintoleranz ist sie nicht geeignet.

Buttermilch
Sie entsteht bei der Zubereitung von Butter als Rückstand. Sie enthält alle Milchbestandteile ausser dem Fett und ist angesäuert erhältlich. Buttermilch ist leicht verdaulich und kalorienarm. Wenn man die Proteine verträgt, wirkt sie während Darminfektionen heilend. Im Sommer ist die Buttermilch sehr leicht, angenehm und erfrischend.

Junket
Junket entsteht, wenn man der Vollmilch bei 37 °C Labferment zugibt. Dadurch ist Junket sozusagen „vorverdaute“ Vollmilch. Deshalb wird sie bei Magenstörungen und Laktoseintoleranz besser vertragen.

Joghurt
Joghurt entsteht nach einer „Impfung“ von erwärmter Milch mit Milchsäurebazillen (Azidophillus) an der Wärme innerhalb von 6–12 Std. Leider wird der Joghurt in der Milchfabrik aus homogenisierter Milch hergestellt, so dass er oft nicht mehr vertragen wird. Man kann ihn aber selbst aus nicht homogenisierter Vorzugsmilch herstellen. Er ist vollwertig und durch die Ansäuerung leicht verdaulich. Früchte-Joghurt aus dem Handel können wir wegen seines hohen Zuckergehaltes für die Schwangerschaft nicht empfehlen.

Kefir
Ist ein moussierendes Sauermilchgetränk, hergestellt aus Hefepilzen in Verbindung mit Milchsäurebakterien. Er hat einen angenehm säuerlichen und prickelnden Geschmack. Kefir enthält wertvolle Milchbestandteile und natürliche Kohlensäure. Leider wird er auch aus homogenisierter Milch hergestellt.

Sauermilch
Entsteht durch Stehenlassen von süsser Milch während der warmen Jahreszeit durch Einwirkung von Milchsäurebakterien aus der Luft. In der Milchfabrik werden hochwertige Laktobazillen gezüchtet für die „Impfung“ teilweise entrahmter Milch. Dadurch gibt es im Handel eine geschmacklich hervorragende Sauermilch. Besonders im Sommer ist die Sauermilch sehr bekömmlich und hochwertig. Wie Joghurt ist sie „nature“ oder gemischt mit Früchten oder Fruchtsäften erhältlich. Stellt man sie nicht selber aus Vorzugsmilch her, so besteht sie allerdings ebenfalls aus homogenisierter Milch.

Milch mit Flocken und Früchten
Verschiedene Flocken, übergossen mit frischer Vollmilch, sind im Sommer beliebt. Zur Mischung mit frischen Beeren und sauren Früchten eignen sich Joghurt, Sauer- und Buttermilch besser, weil sie im Gegensatz zur Vollmilch nicht durch die Fruchtsäure gerinnen. Gedörrte Feigen, Zwetschgen oder Birnen, in kleine Stücke geschnitten und in Apfelsaft vorgeweicht, ergeben als Einlage in Sauermilch oder Joghurt ein nahrhaftes, erfrischendes und verdauungsförderndes Gericht.

Meerrettichmilch
Man mixt einen zerkleinerten Apfel und ein Stückchen Meerrettich, der je nach Belieben 3–5 cm lang sein kann, mit frischer Milch, füllt dies mit roher Vorzugsmilch auf. Dieses Getränk trinkt man unmittelbar vor dem Essen oder am frühen Morgen zur Anregung des Appetits. Meerrettichmilch ist als Erfrischungsgetränk auch für Kranke sehr geeignet.

Milch-Frappés (Shakes)
Aus frischer Milch und Früchten lassen sich im Mixer köstliche und hochwertige Getränke herstellen, wobei die Milch, wenn Früchte nicht allzu sauer sind, nicht gerinnt, sondern nur leicht eindickt.
2–4 dl rohe Vorzugsmilch oder, wo nicht erhältlich, pasteurisierte Milch, werden mit 100–200 g frischen Beeren, zerkleinertem Steinobst oder 1 dl Frischsaft aus gut gereiften Zitrusfrüchten oder 2 Essl. Sanddornsirup oder mit Hagebuttenmus gemixt.

Zum Süssen fügt man statt Zucker etwas Honig, Birnendicksaft oder ½ frische Banane bei. Noch leicher verdaulich und trotzdem wohlschmeckend sind Frappés, wenn man sie statt mit süsser Vollmilch mit Sauer- oder Buttermilch oder mit Joghurt herstellt. Soll man Gewicht abnehmen, so verwendet man entrahmte Frischmilch und füllt evtl. nach dem Mixen mit stillem Mineralwasser auf. So entsteht ein erfrischendes, kalorienarmes Getränk.

Ohne den Nährwert wesentlich zu erhöhen, kann man das Frappé sämiger und wohlschmeckender machen, indem man 1 Esslöffel Mandelpüree hineinmixt.
In der Stillperiode und bei Untergewicht kann man das Getränk mit etwas Rahm, Rahmquark oder Sesamrahm anreichern. Man kann den Nährwert noch mehr erhöhen, indem man 1 Essl. Sojamehl, Sojamilch oder Weizenkeime beifügt. Es macht Freude, neue Zusammenstellungen auszuprobieren. So kann man zum Beispiel zur Abwechslung, nach persischer Art, aus Sauermilch oder Joghurt mit viel feingeschnittenen Kräutern, besonders Dill und Schnittlauch, etwas Zitronensaft, einer Spur Steinsalz, geriebener Gurke, feinen Tomaten- oder Melonenwürfelchen, appetitanregende, herbe Getränke mischen. Diese sind oft noch erfrischender und zuträglicher als süsse Frappés.

Pflanzenmilch

Mandelmilch und Mandelrahm
Dies ist eine wertvolle, kalorienreiche, vegetabile Nahrung mit wertvollem Eiweiss und Lipiden, reich an ungesättigten Fettsäuren. Die Mandelmilch wirkt entschleimend und beruhigend. 1 Essl. Mandelpüree, 1 Teel. Honig oder Birnendicksaft, 4 dl Wasser oder Orangensaft. Für Mandelrahm entsprechend weniger Wasser. Mandelmilch soll immer frisch zubereitet werden. Aus dem Supermarkt ist sie nicht gleichwertig.

Mandelfrappée
1 Essl. Mandelpüree, 1 Teel. Honig oder Birnendicksaft, 2 dl Wasser,
1 dl Obstsaft oder Fruchtmark. Gut durchmixen.

Sesammilch
1 Essl. Sesampüree, 2 dl Wasser, 1 Teel. Zitronensaft 1 Teel. Honig oder Birnendicksaft.
Sesamfrappé wie Mandelfrappé herstellen.

Sesamrahm
Wie Sesammilch, aber mit weniger Wasserzusatz. Eignet sich als Rahmersatz bei Milchunverträglichkeit und Übergewicht.

Sojamilch
Sojabohnen enthalten hochwertiges, vegetabiles Eiweiss, wertvolle Lipide und Kohlenhydrate. Durch 24 Stunden Ein-

weichen, Mahlen, Kochen und Absieben kann eine kalorienreiche Soja-Milch hergestellt werden. Fertige Sojamilch ist im Supermarkt erhältlich, jedoch nicht gleichwertig. Eine kleine Zugabe von ungesüsstem, entbittertem Sojamehl, mit Wasser angerührt, kann zur Anreicherung von Suppen und Saucen verwendet werden.

Ein stärkendes Getränk
1 Essl. Leinsamen
1 Essl. Mandelpüree, 1 Glas Apfelsaft
oder:
1 Glas Orangensaft, 1 Teel. Weizenkeime

Die Leinsamen schroten und mit den Weizenkeimen 20 Min. in Wasser oder Apfelsaft quellen lassen. Zuerst nur tropfenweise Wasser zugeben, unter tüchtigem Umrühren. Sobald eine weisse Creme entstanden ist, kann der Apfelsaft oder Orangensaft dazugegossen werden.

Man kann dieses Stärkungsgetränk anreichern durch Zugabe von:
1 Teel. Honig, evtl. etwas Zitronensaft
oder: 1 Essl. Sanddornsirup oder Hagebuttenmus
2 dl Joghurt oder Sauermilch
evtl. etwas Zitronensaft
oder: 1 Essl. Sesampürée
1 Essl. Obstsaftkonzentrat
2 dl Apfelsaft oder ein anderer Fruchtsaft
1 Essl. geriebene Mandeln
evtl. etwas Honig, evtl. etwas Zitronensaft
Bei Bedarf mit mehr Honig süssen.

Wer Sauermilch mag, kann zur Abwechslung dieses Getränk statt mit Apfel- oder Orangensaft, mit Sauermilch, Joghurt oder Buttermilch aufgiessen. Ein kleines Glas dieses Stärkungsgetränks enthält wertvollste Nährwerte. Bei Müdigkeit und schlechtem Appetit kann man mit diesem Getränk ausnahmsweise eine Mahlzeit ersetzen.

Butter, Pflanzenfette und hochwertiges Öl

Frische *Butter* ist leicht verdaulich und verfeinert den Geschmack der Speisen, besonders wenn sie erst beim Anrichten zugefügt wird.

Nussbutter kann wie frische Butter als Brotaufstrich und zum Verfeinern gekochter Speisen verwendet werden.

Bei der *Diätmargarine* muss man darauf achten, dass sie keine gehärtete Pflanzenöle enthält, da die Härtung schädliche Trans-Fettsäuren erzeugt. Es lohnt sich, sich diesbezüglich im Reformhaus beraten zu lassen.

Reform-Planzenfett wird ohne Härtung von Öl hergestellt und enthält einfach ungesättigte Fettsäuren. Es ist leicht verdaulich und geeignet zum Kochen und Braten bis 170 °C.

Olivenöl enthält ebenfalls vor allem einfach ungesättigte Fettsäuren und darf bis 170 °C erwärmt werden.

Kalt gepresste Pflanzenöle sind von hohem Gesundheitswert. Die meisten anderen Pflanzenöle enthalten mehrfach ungesättigte Fettsäuren und dürfen auf keinen Fall erhitzt werden, da sonst freie Radikale entstehen, die oxydativen Stress und dadurch Degeneration und Krebs erzeugen.

Das Verhältnis von Omega-3- zu Omega-6-Fettsäuren muss gemäss den Richtlininen der Deutschen Gesellschaft für Ernährung mindestens 1:5 betragen. Omega-6-Fettsäuren stimulieren das Immunsystem, indem es Entzündungsreaktionen unterstützt, während Omega-3-Fettsäuren stark antioxydativ wirken, auf Entzündungen beruhigend wirken und Krebs bekämpfen. Ganz besonders für die Schwangerschaft und Stillzeit empfehlen wir ein Verhältnis der Omega-3- zu den Omega-6-Fettsäuren von 1:1.

Sonnenblumenöl und Maiskeimöl enthalten viel Omega-6- und fast keine Omega-3-Fettsäuren. Darum ist es ganz wichtig, diese für die Salatsaucen mit mindestens 1/3 Leinöl zu ergänzen.

Leinöl enthält rund 60 % Omega-3-Fettsäuren und ist von besonders hohem Wert für die Schwangerschaft und Stillzeit. Leinöl muss immer gut verschlossen im Kühlschrank aufbewahrt werden. Es hat einen schwachen Eigengeschmack. Ist dieser verstärkt, so ist es ranzig und darf nicht mehr verwendet werden.

Kalt gepresstes *Hanföl, Walnussöl, Rapsöl, Mohnöl, Sojaöl, Maiskeimöl und Distelöl* enthalten mehr Omega-3-Fettsäuren als das Sonnenblumenöl. Trotzdem empfehlen wir eine Ergänzung mit Leinöl.

Distelöl und Weizenkeimöl sind sehr reich an hochungesättigten Fettsäuren, aber sie sind zu kostbar und haben einen ausgeprägten Eigengeschmack. Man mischt sie deshalb gerne löffelweise mit etwas Quark, wodurch ihr Eigengeschmack völlig verschwindet. Quark-Leinölspeise: siehe Rezept S. 97.

Gewürze, frische Wild- und Küchenkräuter

Sie sind reich an Vitalstoffen und ermöglichen, den Speisen eine besondere Note zu geben. Wenn man Salate und Rohgemüse oder gekochtes Gemüse zubereitet, achte man auf dessen Geruch. Riecht man dabei an verschiedenen Gewürzen, so kann man leicht feststellen, welches Gewürz zu welcher Speise passt. Durch Wild- und Küchenkräuter kann man viel Kochsalz einsparen, was besonders während der Schwangerschaft wichtig ist.

Gehackte Zwiebeln und frisch gepresster Knoblauch sind äusserst wertvoll wegen ihrem hohen Gehalt an Sulfiden, welche das Immunsystem stärken, gegen Infektionen, gegen Bakterien, Viren und Pilze wirksam sind, gegen degenerative Leiden, Bluthochdruck und Krebs wirksam sind. Sie bereichern den Geschmack der Rohkost und wenn man die Zwiebeln andünstet, den Geschmack gekochter Speisen. Zudem kann man den natürlichen Geschmack der Gerichte durch geriebenen, rohen Meerrettich und Hefewürze aus dem Reformhaus bereichern. Bei Gemüsebouillonmischungen achte man darauf, dass sie kein Glutamat enthalten und nicht viel Kochsalz. Trotzdem muss man wegen des Salzgehaltes, besonders in der Schwangerschaft, sparsam damit umgehen. Scharfe Gewürze wie Senf, Pfeffer, Curry muss man in der Schwangerschaft meiden, denn diese starken Reize können Durst, Übelkeit, Magenbrennen, Leberstörungen und Verdauungsbeschwerden verursachen. Die Kochzeiten sind für das konventionelle Kochen berechnet. Im Dampfkochtopf sind sie viel kürzer.

Gekochte Speisen

Rezepte oder Zutaten, welche man bei Übergewicht meiden muss, sind mit einem Stern bezeichnet.

Suppen

Diese Rezepte sind für 4 Personen berechnet. Zur Zubereitung von Suppen, Saucen und Gemüsen verwende man möglichst selbst zubereitete Gemüsebouillon, die man portioniert einfrieren kann (Rezept Seite 80) oder stattdessen Wasser mit ein wenig salzloser oder salzarmer Gemüsewürze oder Gemüsepaste aus dem Reformhaus, die kein Glutamat enthält. Eine geschickte Auswahl frischer, fein gehackter Kräuter gibt jeder Suppe eine persönliche Note. Die Kräuter dürfen erst vor dem Servieren beigefügt werden, damit sie ihren Wert nicht verlieren. Rahm*, Ei* oder etwas Olivenöl* soll in der Schwangerschaft nur wenn man untergewichtig ist, zur Verfeinerung beigefügt werden, und in der Stillzeit erst, wenn das Idealgewicht wieder erreicht ist. Bei Milchunverträglichkeit kann man statt Rahm Sesamrahm verwenden (Rezept Seite 78). Zur Bereicherung mit wertvollem Eiweiss kann man der Suppe etwas Sojamehl zufügen. Wer Milcheiweiss nicht verträgt, kann Mandelmilch, Sojamilch oder Sesamrahm verwenden. Dann muss man meist auch auf Käse* verichten und oft auch auf Ei*. Die Rezepte schmecken auch ohne diese Zutaten gut.

Gemüsebouillon
1 Zwiebel
2 Karotten
1 kleiner Sellerie (ca. 150 g)
einige Kohl- und Mangoldblätter
1 grosser Lauchstengel
3–4 Liter kaltes Wasser
1 Lorbeerblatt, Liebstöckel, Basilikum, Petersilie und andere frische oder getrocknete Küchenkräuter, Schnittlauch und Petersilie und wenn man nicht übergewichtig ist, 10 g frische Butter* oder 1 Esslöffel Olivenöl*.
Bei Normalkost wird dieser Bouillon etwas Steinsalz beigefügt. In der Schwangerschaft muss sie aber salz- und fettlos zubereitet werden. Auch ohne Salz ist diese aromatische Gemüsebrühe appetitanregend und wird bei Übelkeit meist gut vertragen.

Die Zwiebel mit der braunen Schale halbieren und mit der Schnittfläche nach unten in etwas Olivenöl rösten. Die Gemüse klein schneiden und zufügen. Das Ganze zugedeckt mindestens 10 Min. bei schwacher Hitze ohne Wasser dämpfen, vom Herd nehmen, mit kaltem Wasser aufgiessen und 1–2 Std. auf kleinem Feuer kochen. Absieben und die Gewürze beim Anrichten dazugeben.

Griessklösschen als Einlage*
(Für die Stillzeit)
30 g Butter
80 g feiner Griess
1 Ei

1 Prise Steinsalz, Muskat, etwas Reform-Gemüsebrühe, kochend schaumig rühren mit der Butter gut vermengen und ½ Std. ruhen lassen
mit einem Löffel zu Klösschen abstechen und in die leise kochende Bouillon einlegen. 15 Min. zuerst ohne Deckel, dann zugedeckt, auf schwacher Hitze ziehen lassen. Falls eine klare Bouillon gewünscht wird, kocht man die Klösschen in leicht gesalzenem Wasser und legt sie erst beim Anrichten in die heisse Bouillon.

Goldwürfelchen als Einlage*
70 g Vollkornbrot 1 Ei, zerquirlt
3–4 Essl. Milch
1 Essl. Reform-Pflanzenfett

Das Brot in gleichmässige Würfelchen schneiden, das Ei mit dem Pflanzenfett vermischen, über das Brot giessen und aufsaugen lassen. Die Würfelchen goldgelb backen.

Kalte Gemüsebouillon
Gemüsebouillon, Eiswürfelchen
kleine Würfelchen von geschälten Tomaten, Gurken und Peperoni
Petersilie, gehackt
1 dl Vollrahm* (für festliche Gelegenheiten) oder Sesamrahm

In jede Suppenschale ein Eiswürfelchen geben und einen Teel. Schlagrahm* daraufgeben.

Wöchnerinnensuppe
(sehr altes Rezept)
Fein geschnittenes, nicht mehr ganz frisches Vollkornbrot in etwas Reformpflanzenfett oder 20 g Butter* rösten, Gemüsebouillon und 1 Loorbeerblatt dazugeben.

Alles zusammen ½ Std kochen, passieren oder mixen, etwas Kümmel und 1 ganze Zwiebel, fein geschnitten, dazugeben.
In die fertige Suppe 1 Essl. Rahm* geben.

Italienische Reissuppe
(bei strenger Diät ohne Käse)
30 g Reform-Pflanzenfett
1 Tasse feingewürfeltes Gemüse (Karotten, Zwiebeln, Sellerie)
400 g Spinat, klein geschnitten
150 g Reis
2 Liter Gemüsebrühe, schwach gesalzen
evtl. 2 Essl. geriebener Parmesan*

Dämpfen, bis das Gemüse Farbe angenommen hat.
Die Gemüsebrühe beifügen und ca. 20 Min. kochen, bis der Saft eingekocht ist.

Sojasuppe
2 Essl. Reform-Pflanzenfett
½ Zwiebel, gehackt
4 Essl. Mehl
1 Essl. Sojamehl
1 Tomate, geschält, in Würfel geschnitten
1 ½ Liter Gemüsebouillon und wenig Steinsalz dazugeben
2 Essl. Rahm*
Schnittlauch, Petersilie

Zusammen dünsten und nacheinander zugeben, die Bouillon aufgiessen und ca. 20 Min. kochen

Hafercremesuppe
2 Essl. Reform-Pflanzenfett
1 Essl. Vollmehl
1 Teel. Sojamehl
6 Essl. Haferflocken
2 Liter Gemüsebrühe
1 Prise Steinsalz
2 Essl. Rahm* oder Milch
Schnittlauch

Leicht rösten, alles mitdünsten, ausser dem Rahm und dem Schnittlauch. Aufgiessen der Bouillon und ca. 20 Min. kochen, passieren oder mixen.

Grünkernsuppe
2 Essl. Reform-Pflanzenfett
½ Zwiebel, gehackt
½ Stange Lauch, fein geschnitten
1 kleines Stück Sellerie, in feine Würfel geschnitten
80 g Grünkern, ganz oder geschrotet, 12 Stunden eingeweicht beifügen und etwas mitdünsten
2 Liter Gemüsebrühe
1 Prise Steinsalz
Liebstöckel, fein gehackt

Alles gut dünsten, Die Gemüsebrühe aufgiessen und ¾ Std. kochen (im Dampftopf 20 Min.).
Wurden ganze Grünkerne verwendet, so kann die fertige Suppe passiert oder gemixt werden.

Gerstensuppe
2 Essl. Reform-Pflanzenfett
½ Zwiebel, gehackt
1 Knoblauchzehe, gehackt
1 Tasse voll feine Würfelchen, aus Karotten, Sellerie, Lauch, geschnitten
1 Teel. Sojamehl
80 g Gerste, vorgeweicht

Alles gut durchdämpfen,
mit 2 Liter Wasser kochen
1 Prise Steinsalz, Muskat
2 Essl. Rahm* oder Milch und Schnittlauch beifügen

Tomatensuppe
2 Essl. Reform-Pflanzenfett
½ Zwiebel, gehackt
1 Knoblauchzehe
500 g Tomaten, geschnitten

3 Essl. Vollkornmehl
1 Essl. Weissmehl
1 Teel. Sojamehl
2 Liter Gemüsebouillon oder Wasser
1 Salbeiblatt, Rosmarin
evtl. 1 Essl. Reis oder Sago als Einlage
2 Essl. Rahm* oder Milch
evtl. 20 g Butter* und
30 g in etwas Butter geröstete Brotwürfelchen*

Kalte Tomatensuppe für den Sommer
6 reife Sommertomaten
etwas Apfelsaft
1 Essl. Zitronensaft
Rosmarin, sehr fein geschnitten
1 Prise Steinsalz Basilikum oder Muskat
2 Essl. Joghurt oder Rahm*

Alles gut mixen.
Dazu ein Knäckebrot, bestrichen mit Butter*, Weisskäse* oder Kräuterquark.

Frühlingssuppe
2 Essl. Reform-Pflanzenfett
3 Essl. Vollkornmehl
1 Essl. Weissmehl
1 Teel. Sojamehl
2 Liter Gemüsebrühe, 1 Prise Steinsalz
2 Essl. Rahm* oder Milch
Karotten, Sellerie, Lauch
leicht dünsten

Die Gemüsebrühe aufgiessen und ½ Std. kochen
1 Teller voll jungen Spinat
einige zarte Sellerieblätter
Sauerampfer, Brennnessel, Pfefferminzblätter, Kerbel (nach Wahl)
Alles fein hacken und der fertigen Suppe beifügen, aber nicht mehr kochen, nur einige Minuten ziehen lassen.

Minestra
2 Essl. Reform-Pflanzenfett
eine Zwiebel, gehackt
1 Knoblauchzehe, gehackt
200 g Sellerie
1 grosser Lauch
2 Tomaten, geschält
2 junge Sellerieblätter
einige Mangoldblätter
2 Liter Wasser, 1 Prise Steinsalz
Liebstöckel oder Thymian
50–100 g Vollkornteigwaren oder
50 g Vollkornreis
10 g Butter*

Gemüse klein schneiden und zugedeckt bei kleiner Hitze dünsten, bis der eigene Saft verdampft ist.
Aufgiessen des Wassers und 1 Stunde kochen oder im Dampfkochtopf 20 Min.
Die Teigwaren zufügen und kochen, bis sie weich sind.
Butter beim Anrichten dazugeben.

Kartoffelsuppe
1 Essl. Reform-Pflanzenfett
½ Zwiebel, gehackt
1 Lauch
200 g Sellerie
1 kleine Karotte
4 mittlere Kartoffeln
1 Essl. Vollkornmehl
1 Essl. Weissmehl
1 Teel. Sojamehl
2 Liter Wasser oder Gemüsebrühe
1 Prise Steinsalz, Majoran und gehackter Schnittlauch
2 Essl. Rahm oder Milch

Zwiebel kurz andünsten
Gemüse klein schneiden und gut dämpfen
Zutaten darüberstreuen, mitdünsten
Wasser aufgiessen, kochen und passieren oder mixen
Rahm am Schluss dazugeben.

Gemüse

Die Rezepte sind für 4 Personen berechnet. Gedämpfte Gemüse sind eine sehr wertvolle Nahrung wegen ihres Gehaltes an wertvollen Kohlehydraten, pflanzlichem Eiweiss, Vitaminen, Mineral- und Aromastoffen. Sie nähren, ohne den

Stoffwechsel zu belasten, und sind kalorienarm, dafür zellulosereich und wirken dadurch sättigend und anregend für den Darm. An erster Stelle sollen frische, biologisch gezogene Gemüse verwendet werden. Wo frisch nicht erhältlich, können biologisch gezogene tiefgekühlte Gemüse verwendet werden, aber keine Konserven.

Kohlsorten, Spinat, Schwarzwurzeln und Hülsenfrüchte blähen etwas, wenn sie gekocht sind, doch sind sie besonders reich an wertvollen Nährstoffen. Bei Durchfall sind blähende Gemüse jedoch vorerst zu meiden. Den Darm anregend und abführend wirken Sauerkraut und Spinat. Am leichtesten verdaulich sind: Karotten, Tomaten, Lattich, Randen, Sellerie, Artischocken, Chicorée und Fenchel.

Für die Zubereitung der Gemüse gelten die gleichen Grundregeln wie für die Rohkost: Frische, Qualität, Sauberkeit und Sorgfalt. Fast alle Gemüse können im eigenen Saft oder mit nur wenig Wasser, auf schwacher Hitze und zugedeckt, weich gedämpft oder gedünstet werden. Ideal ist die Zubereitung im Dampfkochtopf, da weniger Wasser zugegeben werden muss und die Kochzeiten um ²/₃ kürzer sind. Im Dampfkochtopf bleiben sämtliche Nährstoffe und ihr natürliches Aroma am besten erhalten. Das Kochwasser von Gemüsen kann man für die Gemüsebouillon, für Saucen oder Suppen verwenden. Nur die Spargeln machen eine Ausnahme, denn Spargelkochwasser ist für die Gesundheit nicht zuträglich.

Die Kochzeiten, die Mengen und das Gewicht können in den folgenden Rezepten nicht immer genau angegeben werden, da sie je nach Frische, Grösse und Qualität variieren. Die wesentlich kürzeren Kochzeiten sind meistens auf dem Deckel des Kochtopfs angegeben. Gewisse Zutaten können auch weggelassen oder durch andere ersetzt werden, so wie einem beliebt. Wichtig ist jedoch, dass sehr wenig Salz verwendet wird, ganz besonders in der Schwangerschaft. Meersalz ist nicht mehr genug rein, so dass wir Steinsalz empfehlen. Es stammt aus früheren, noch nicht verschmutzten Meeren. Durch eine feine Dosierung von Kräutern kann man das Salz leicht ersetzen. Man gewöhnt sich rasch daran und geniesst den feinen Eigengeschmack, der so viel besser zur Geltung kommt. Der Geschmackssinn verfeinert sich. Bei Übergewicht oder wenn das Gewicht von vor der Schwangerschaft noch nicht erreicht wurde, statt Rahm* etwas Milch verwenden und wenn man Milchproteine nicht verträgt, etwas Sojamilch.

Spinat, ganze Blätter
Spinat ist besonders wertvoll durch seinen Gehalt an Eisen und Chlorophyll. Allerdings entsteht aus viel frischen Blättern relativ wenig Gemüse.
1 kg Spinat, wenn möglich jungen, zarten Spinat verwenden, gut waschen, dicke Stiele entfernen. Spinat muss in kochendem Salzwasser kurz gebrüht und das Brühwasser abgeleert werden. Falls dieses bitter schmeckt, darf man es nicht weiterverwenden (nur beim Spinat).

2 Essl. Reform-Pflanzenfett
1 kleine Zwiebel, gehackt
1 Knoblauchzehe, gehackt
1 Prise Steinsalz oder wenig Reformhauswürze

Leicht dünsten, Spinat zufügen und auf schwacher Hitze kurz dämpfen mit etwas Wasser oder im Dampfkochtopf, bis er zusammenfällt
Beim Anrichten etwas Muskat und 20 g Butter* oder etwas Sesamrahm darübergeben.

Spinat, gehackt
1 kg Spinat, erlesen, dicke Stiele entfernen, waschen.
Zugedeckt auf schwacher Hitze dämpfen, bis der Spinat Wasser gezogen hat.
Dann fein hacken oder durch die Hackmaschine treiben.
Die Brühe abgiessen.
1 Essl. Reform-Pflanzenfett
1 kleine gehackte Zwiebel
1 gehackte Knoblauchzehe
1 Teel. Vollkornmehl
1 Teel. Weissmehl
2 dl Milch
1 Prise Steinsalz und etwas Muskat, einige fein gehackte Pfefferminzblätter oder Sauerampferblätter und am Schluss 2 Essl. Rahm* oder Sesamrahm beifügen

Lattich
4 mittelgrosse Lattich
2 Essl. Reform-Pflanzenfett
1 kleine gehackte Zwiebel
1 Prise Steinsalz oder Reformhausgemüsewürze

Lattich halbweich kochen, abtropfen, zusammenlegen und in feuerfeste Form einfüllen Zwiebel im Reform-Pflanzenfett goldgelb dünsten und über den Lattich geben
30 Min. im Ofen schmoren
Vor dem Servieren 2 Essl. Rahm* oder Sesamrahm darübergiessen.

Endiviengemüse
2 bis 4 Endivienköpfe in feine Streifen schneiden
2 Essl. Reform-Pflanzenfett
1 kleine gehackte Zwiebel
1 Prise Steinsalz
2 Essl. Rahm* oder Milch
Zubereitung wie Lattich

Chicorée
(leicht bitter, galletreibend)
½ Zwiebel, fein geschnitten
1 Essl. Reform-Pflanzenfett oder Olivenöl*
Zusammen dünsten
800 g Chicorée rüsten, Strunkteil keilförmig ausschneiden oder kreuzweise einschneiden und die Chicorée in den Kochtopf einschichten
1 dl Milch
1 dl Gemüsebrühe aufgiessen und
15 Minuten kochen.
Wenig Steinsalz, evtl. einige Tropfen Zitronensaft und etwas heisse Butter* über die angerichtete Chicorée geben.
Wenn kein Gewichtsproblem 2 Essl. Rahm* darübergiessen

Fenchel
Wirkt beruhigend im Darm und gegen Blähungen.
Ca. 4 grössere Fenchel rüsten, zähe Aussenteile wegschneiden,
1 Essl. Reform-Pflanzenfett
1 Zwiebel, gehackt
1 dl Milch
2 dl Gemüsebrühe
wenig Reform Pflanzenwürze
einige Tropfen Zitronensaft
20 g Butter*
1 Essl. Paniermehl* oder 2 Essl. Rahm*

Zwiebel im Pflanzenfett dünsten, Fenchel beifügen und zugedeckt ½ Std. weichkochen. Im Dampftopf 5 bis 10 Minuten.
Paniermehl mit der Butter* bräunen und über die angerichteten Fenchelhälften geben.
Oder statt des Paniermehls den Rahm* darübergiessen.
Viel frischen oder getrockneten Dill darüberstreuen.

Karotten, gedämpft
(sehr leicht und den Darm beruhigend)
½ Essl. Reform-Pflanzenfett oder Olivenöl*
1 kleine Zwiebel, gehackt
750 g Karotten in Scheiben, Würfelchen oder Stengelchen geschnitten
2–3 dl Gemüsebrühe

wenig Steinsalz
1 Petersilie, gehackt
2 Essl. Rahm*

Die Zwiebel im Reform-Pflanzenfett goldgelb dünsten.
Die Gemüsebouillon dazugeben und zugedeckt ½ Std. dämpfen, im Dampftopf ca. 8 Minuten Den Rahm und ausser während der Schwangerschaft Rosmarin (Nädelchen) über das angerichtete Gemüse geben.

Kefen (Zuckererbsen), gedämpft
½ Essl. Reform-Pflanzenfett oder Olivenöl*
1 Zwiebel, gehackt
700 g Kefen, gerüstet
1 Teel. Reform-Pflanzenwürze oder Gemüsebrühe
Petersilie oder Liebstöckel, gehackt
evtl. etwas Maismehl (Maizena)

Die Zwiebel im Fett goldgelb dünsten, die Kefen und das Wasser beifügen und ½ Stunde dämpfen (im Dampfkochtopf 10 Minuten).
Die Kräuter darüberstreuen.
Das Maizena kalt anrühren und beifügen zum Binden.

Selleriegemüse
1 Essl. Reform-Pflanzenfett oder Olivenöl*
1 kleine Zwiebel, gehackt
zusammen dünsten
700 g Sellerie schälen und in kleine Scheiben oder Würfelchen schneiden und mit den Zwiebeln dämpfen
1 Teel. Zitronensaft oder 3 Essl. Milch zufügen
1 Prise Steinsalz
Vor dem Servieren 2 Essl. Rahm* oder Milch darübergeben, damit der Sellerie weiss bleibt.

Selleriescheiben, gegrillt
2 Sellerieknollen schälen und in 1 cm dicke Scheiben schneiden. Mit etwas Reform-Gemüsewürze bestreuen. Evtl. mit etwas Olivenöl* einpinseln und im Backofen braten, bis sie weich sind. Zwischendurch einmal umwenden. Beim Anrichten etwas gehackte Petersilie daraufstreuen und einige Tropfen Zitronensaft darüber träufeln. Evtl. auf jede Scheibe ein Flöckchen Butter* setzen.

Tomatengemüse
1 Essl. Reform-Pflanzenfett oder Olivenöl
1 kleine Zwiebel, gehackt
1 Essl. Vollmehl oder Paidol (aus Hartweizengriess)
800 g reife Tomaten
1 Prise Steinsalz
1 ganzes Salbeiblatt
Oder, ausser während der Schwangerschaft 1 Teel. Rosmarin (in Nadeln)
2 Essl. Rahm*

Die Zwiebel goldgelb dünsten, die Tomaten zugeben und mit wenig Wasser weichdünsten, die Gewürze und den Rahm* am Schluss darübergeben.

Tomaten, gefüllt und gebacken
8 kleinere oder 4 grosse Tomaten, die nicht weich sein dürfen
8 Teel. gekochten und nur schwach gesalzenen Vollkornreis
Basilikum, gehackt
1 Knoblauchzehe, gehackt, zusammen mit dem Basilikum in den Reis mischen

Deckel abschneiden, aushöhlen, das Mark passieren oder mixen und mit den Gewürzen unter den Reis mischen, die Tomaten in die feuerfeste Form stellen und damit füllen. Evtl. Butterflöckchen* daraufgeben und den Tomatendeckel obenauf setzen und mit Olivenöl* bepinseln.
In feuerfeste Form stellen und im Ofen bei 200 °C 30 Min. backen.

Zucchetti
600 g Zucchetti
2 Essl. Reform-Pflanzenfett oder Olivenöl*
1 kleine, gehackte Zwiebel
1 Teel. Reform-Pflanzenwürze
Rosmarin, ausser in der Schwangerschaft oder Dill

Die Zucchetti einige Sekunden in kochendes Wasser tauchen, dann schälen, vierteln und im Reform-Pflanzenfett zusammen mit der Zwiebel andünsten
Wasser und etwas Reform-Pflanzenwürze zugeben
Rosmarin oder Dill über das fertige Gemüse streuen.

Peperoni (Paprikaschoten), gefüllt
4 grosse Peperoni
1 Essl. Reform-Pflanzenfett
1 Zwiebel, gehackt
1 Knoblauchzehe, gehackt
Rosmarin (Nädelchen), ausser in der Schwangerschaft

Die Peperoni aushöhlen und in eine feuerfeste Form stellen, dann die Zwiebel hacken und goldgelb dünsten.
125 g Vollkornreis dazugeben und andünsten, dann 4 dl Wasser und wenig Salz zugeben und den Reis weichkochen, den Rosmarin allenfalls hineinmischen und die Peperoni gut mit dem Reis füllen, evtl. mit Olivenöl* bepinseln und auf jeden ein kleines Stückchen Hartkäse* darauflegen.
Bei 200 °C ½ Stunde backen.

Peperonata
1 kleine gehackte Zwiebel in 4 Essl. Olivenöl goldgelb dünsten
200 g Peperoni halbieren, entkernen und in Vierecke schneiden
200 g Zuchetti ungeschält in 1 cm dicke Scheiben schneiden
Wasser zugeben, alles zusammen halbweich dämpfen
200 g Aubergines ebenfalls in 1 cm dicke Scheiben schneiden
200 g Tomaten in Stücke schneiden und zu obigen Gemüsen zugeben
Evtl. Thymian und Basilikum dazugeben, ausser in der Schwangerschaft
1 Essl. Vollkornmehl darüberstreuen zum Binden der Gemüsesäfte
Evtl. 1 Teel. geriebenen Sbrinz* oder Parmesankäse* darüberstreuen
Evtl. 1 Teel. geriebenen Gruyèrekäse* über das Gemüse streuen und anrichten.

Aubergines und Tomaten, gratiniert
2 Essl. Reform-Pflanzenfett mit ½ fein geschnittenen Zwiebel goldgelb dünsten
600 g Aubergines ungeschält in 1 ½ cm dicke Scheiben schneiden, mitdünsten aber nur kurz, sonst zerfallen sie.
200 g Tomaten in grosse Stücke schneiden, mitdünsten
½ Zwiebel, gehackt
600 g Aubergines
wenig Steinsalz
Etwas Wasser darangeben und, falls nicht in der Schwangerschaft, viel Thymian und Basilikum darüberstreuen und 1 Salbeiblatt mitkochen.
1 Esslöffel Vollkornmehl einstreuen, zum Binden der Gemüsesäfte
Evtl. je 1 Teel. geriebenen Sbrinz*- oder Parmesankäse* und 1 Teel. Gruyèrekäse* darüberstreuen.
Das Ganze in eine feuerfeste Form einfüllen und im vorgeheizten Backofen bei Oberhitze kurz überbacken.

Artischocken
Leicht Galle treibend, gut bei Leberschwäche
4–6 Artischocken: die Stengel der Artischocken abschneiden, die untersten, harten Blätter entfernen und die Spitzen abschneiden, die Blüte herausschneiden und im fliessenden Wasser waschen.
Die Artischocken in 2 Liter leicht gesalzenem Wasser während ca. ¾ Stunden weichkochen oder 15 Minuten im Dampfkochtopf.
Die Artischocken herausnehmen, abtropfen lassen und auf einer Platte anrichten.

Frischen Zitronensaft darübergeben. Dazu holländische Sauce*, Remouladensauce* oder Sauce vinaigrette* servieren, bei Leberschwäche oder Übergewicht mit Quarksauce (Magerquark mit Joghurt anrühren) servieren, die man mit Hefewürze und frischen Kräutern schmackhaft gemacht hat.

Kohlwickel
(nur wenn kein Gewichtsproblem besteht)
½ Kohl kurz in leicht gesalzenem Wasser aufkochen, die Blätter vorsichtig ablösen und für die Wickel bereitlegen. Eine gehackte Zwiebel in 1 Essl. Reform-Pflanzenfett oder Olivenöl* goldgelb dünsten und über die Kohlblätter geben. Die unten beschriebene Brotfüllung auf die Kohlblätter geben und einrollen, in eine feuerfeste Form legen und bis auf die Höhe der Wickel mit Gemüsebrühe auffüllen. Muskat und wenig Steinsalz darüberstreuen und im Ofen 1 Stunde schmoren.
Evtl. vor dem Servieren, 2 Essl. Rahm* darübergeben.

Brotfüllung für Kohlwickel:
100 g Vollkornbrot in 2 dl Wasser ½ Stunde einweichen, dann mixen, ½ gehackte Zwiebel in 1 Essl. Reformpflanzenfett dünsten.
Evtl. 1 Essl. geriebenen Emmentalerkäse* und frische, gehackte Kräuter dazugeben und dies alles gut miteinander vermischen.

Reisfüllung für Kohlwickel:
3 Essl. Vollkornreis in 1 Tasse Gemüsebrühe weichkochen oder im Dampfkochtopf dämpfen, 1 Prise Steinsalz dazugeben. Evtl. 1 Ei*, 2 Essl. geriebenen Emmentalerkäse* und frische, gehackte Kräuter, sowie 2 Essl. gehackte Champignonpilze zugeben. Alles gut mischen und in die Kohlblätter einrollen.

Kartoffelgerichte

Kartoffeln in der Schale, nach den folgenden vier Rezepten zubereitet, behalten ihren Wert besser als geschälte und zerschnittene Kartoffeln, die im Wasser ausgekocht werden. Wir empfehlen deshalb, besonders geschälte Kartoffeln nicht im Wasser, sondern im Dampfkochtopf zu dämpfen.

Beginnt man mit Obst und Nüssen und Kräutertee, so bilden Kartoffeln in der Schale mit Quark, etwas Weichkäse* oder Kräuterquark, Rohkost und Salaten eine ideale wohlschmeckende Hauptmahlzeit, die rasch und einfach zubereitet ist. Sich so zu ernähren hat einen hohen Gesundheitswert, ist preisgünstig und ergänzt sich ideal mit einem Frühstück und Nachtessen mit Birchermüesli oder Vollgetreidekost, Vollkornflocken und Vollkornbrot. Auf diese einfache Weise kann man sich auch in der Schwangerschaft sehr gesund ernähren.

Schalenkartoffeln („Geschwellte")
800 g fest kochende Kartoffeln, abbürsten unter heissem Wasserstrahl und im Dampfkochtopf dämpfen. Nach 10 Minuten sind sie weich. Dazu Kräuterquark, Weisskäse*, Vorzugs- oder Sauermilch und Salat servieren.

Backkartoffeln
800 g festkochende Kartoffeln, abbürsten unter heissem Wasserstrahl, halbieren und evtl. auf der aufgeschnittenen Seite mit Olivenöl* bepinseln und auf gefettetem Blech bei 170 °C während 40 Minuten im Ofen backen. Evtl. auf die fertigen Kartoffeln etwas Reformpflanzenwürze und ein kleines Flöckchen frische Butter* legen.

Quarkkartoffeln
800 g festkochende Kartoffeln ungeschält 40 Min. im Ofen backen, dann auf der Längsseite einschneiden und diese Ritze

mit folgender Quarkcreme füllen: 200 g Quark, je nach Körpergewicht Rahm*-, Halbrahm*- oder Magerquark verwenden, mit 2 Essl. Milch oder Joghurt verrühren, entweder mit Schnittlauch, Kümmel, Majoran, etwas Paprikapulver oder Tomatenpüree verrühren. Auf diese Weise erhält man feine, sehr unterschiedlich schmeckende Quarkcremen.

Kümmelkartoffeln in der Schale, gebacken
4 längliche Kartoffeln abbürsten unter heissem Wasserstrahl, durch die breite Mitte halbieren, Schnittfläche evtl. mit Olivenöl* bepinseln, ein wenig Kümmelsamen daraufstreuen und mit der flachen Seite nach oben im Ofen bei 170 °C backen, bis eine feine goldgelbe Kruste entstanden ist.

Käsekartoffeln*
800 g möglichst gleich grosse, längliche Kartoffeln wählen, unter heissem Wasser abbürsten und der Länge nach halbieren und die Schnittfläche mit etwas Olivenöl bepinseln und auf ein Backblech legen. Auf jede Kartoffel eine dünne Scheibe Emmentaler-, Tilsiter- oder Gruyèrekäse legen und bei 170 °C backen, bis der Käse die Kartoffel einhüllt.

Käsekartoffeln mit Béchamelsauce*
800 g fest kochende Kartoffeln waschen, schälen, in dicke Scheiben schneiden und weichkochen bzw. dämpfen. Vorsicht, dass die Scheiben nicht zerfallen.
Herstellung der Sauce: 6 dl Gemüsebrühe, leicht gesalzen, 1 Lorbeerblatt, Muskat, 1 Nelke, Majoran, 1 Esslöffel Reform-Pflanzenfett, 1 Essl. Vollkornmehl und 1 Essl. Weissmehl miteinander mischen und 15 Minuten kochen. Die Sauce darf nicht zu dickflüssig werden. 2 Esslöffel Rahm beifügen und über die Kartoffeln giessen.

Petersilienkartoffeln
800 g Kartoffeln, fest kochend, schälen, der Länge nach in vier Schnitze schneiden und auf dem Siebeinsatz im Wasserdampf oder im Dampfkochtopf weich dämpfen. Evtl. 2 Essl. Butter* darauf zergehen lassen, 1 Essl. fein geschnittene Petersilie daraufstreuen. Nur ganz wenig Steinsalz daraufgeben.

Kartoffelpüree oder Kartoffelbrei (Kartoffelstock)
800 g mehlig kochende Kartoffeln waschen, schälen, zerschneiden, im Dampfkochtopf weich dämpfen. Etwas Milch, Butter* oder Rahm* zugeben, je nach Körpergewicht. Mixen oder schaumig schlagen, mit Muskat würzen und auf vorgewärmter Platte anrichten. Mit einem in heisses Wasser getauchten Messer kann man hübsche Formen gestalten. Mit einem Sträusschen Petersilie dekorieren.

Getreidespeisen

Aus Vollkorngetreide lassen sich schmackhafte, nährende und den Stoffwechsel nicht belastende Hauptgerichte zubereiten. Vollkornmehl eignet sich vorzüglich zum Beimischen bei der Herstellung von Suppen, Saucen, Teigwaren, Knöpfli (Spätzli), gebundenen Gemüsen und vielen Cakes und Aufläufen. Weissmehl dient ausschliesslich als kleiner Zusatz zum Binden und für die Zubereitung von festlichen Süssspeisen, Kuchenteig und zum Binden feiner Saucen.

Wer einmal den köstlichen Geschmack des vollen Weizen-, Dinkel-, Buchweizen- oder Roggenmehls oder von Grützen und Flocken von Vollkornreis, Weizen, Hafer und Hirse entdeckt hat, empfindet Weissmehlprodukte als fade. Teigwaren sollen nur aus Vollkornmehl zubereitet werden. Weissmehlspeisen verwandeln sich innert Kürze in Zucker und gefährden für Diabetes, ganz besonders während der

Schwangerschaft und für Bluthochdruck und Arteriosklerose. Es ist ganz wichtig für die Gesundheit, dass nur biologisch kultivierte Getreide verwendet werden. Der Reis darf nicht aus China stammen, da die Bauern dort die Reisfelder mit Arsen haltigem Wasser kultivieren.

In der Schwangerschaft und Stillzeit besteht bei Getreidespeisen, mit Ausnahme der Keime, die Gefahr zu starker Gewichtszunahme. Getreidespeisen sollen beim Gekochten 1/3 der Mahlzeit, nach 2/3 Rohkost nur in kleiner Menge und zu einer grösseren Menge Gemüse gegessen werden, so auch in der Stillzeit, wenn das Körpergewicht sich noch nicht zurückgebildet hat. Unter den folgenden Gerichten müssen diejenigen mit Ei, Butter und Rahm bei Übergewicht oder einer Gefahr dazu, unbedingt gemieden werden. Dann ist es besser, für den warmen Anteil der Vollwertkost nur im Dampfkochtopf gedämpfte Gemüse zuzubereiten, ohne Zusatz von Öl oder Fett und diese mit Frischkräutern, oder wenn nicht erhältlich, mit Trockenkräutern und etwas Reformpflanzenwürze zu würzen.

Gekeimte Getreide
Beim Keimen verändern und entwickeln sich die Bestandteile des reifen Getreidekorns in einer für die Ernährung günstigen Weise. Keimende Getreidekörner dienen deshalb zur allgemeinen Kräftigung und sind in der Schwangerschaft besonders wertvoll für die Mutter und das Kind, vorausgesetzt, dass sie gründlich gekaut werden.
Im Reformhaus gibt es einen kleinen Keimapparat, der das Keimen vereinfacht. Das Getreide darf nicht bis zur Keimung im Wasser liegen, da es sonst leicht faulen oder gären würde. Es muss täglich gut abgespült werden, zum Trocknen ausgebreitet und erneut durchfeuchtet werden. Wichtig ist, dass des Getreide biologisch gezogen ist.

Vorgehen:
1. Tag: abends die Körner im Sieb unter dem Wasserstrahl waschen und in einem Schüsselchen mit Wasser bedeckt bei Zimmertemperatur in Ofennähe stehenlassen.
2. Tag: morgens die Körner abspülen und auf flachem Teller ausbreiten, abends verfahren, wie am 1. Tag
3. Tag: Die Körner beginnen zu keimen. Verfahren wie am 1. Tag
4. Tag: Das Getreide soll nun 1–2 cm lange Keime entwickelt haben. Es wird ohne jegliche Zutat genossen. Bei langsamem, gründlichem Kauen kommt der leicht süsse, köstliche Geschmack erst voll zur Geltung. Schlecht gekaut, bedeuten ganze Getreidekörner eine Belastung für den Magen und sind schwer verdaulich.

Wenn es an Geduld oder guten Zähnen für das Kauen fehlt, ist ein roher oder gekochter Schrotbrei geeigneter.

Schrotbrei, roh
4 Esslöffel Weizen-, Dinkelschrot, Hafer, Roggen, Gerste oder Hirsenschrot. Ideal ist, wenn man die ganzen Körner selbst mit einer kleinen Schrotmühle schroten kann. Fertig geschrotete Körner gibt es im Reformhaus.
Das Schrot in ca. 6 Essl. Wasser oder Apfelsaft 6–12 Stunden einweichen. Dabei darf man das Schrot nur ganz knapp mit Wasser bedecken, so dass das Wasser aufgesogen wird. Eine Spur Steinsalz, 1 Teelöffel Honig oder Obstsaftkonzentrat, einen Teel. Rosinen, etwas abgeriebene Zitronenschale (nur biologisch kultivierte verwenden) und je nach Wunsch 2 dl Milch, Sesammilch oder Mandelmilch beifügen.

Schrotbrei, gekocht
200 g Schrot in 1 Liter Wasser einweichen, dann auf ganz schwacher Hitze oder noch besser im Wasserbad ca. 10 Minuten lang kochen. Kein Salz zufügen, jedoch evtl. ein Essl. geriebenen Käse* oder gedüns-

tete Zwiebelringe auf den angerichteten Schrotbrei geben.

Vollkornschrotbrot mit Backhefe
Dies ist ein sehr gutes, jedoch etwas aufwändiges Rezept:
500 g Weizen- oder Dinkel-Vollkornschrotmehl
3 gehäufte Esslöffel Malzextrakt
Evtl. 1 flach gestrichener Teelöffel Steinsalz.

Das Schrotmehl gibt man in eine Schüssel, macht in der Mitte eine Mulde und gibt die in warmes Wasser eingerührte Hefe, die leicht vom Löffel fliessen muss, hinein und mischt sie mit etwas Mehl, damit sich beim „Gehen“ eine Kruste bildet. Die Schüssel wird zugedeckt und an einen warmen Ort gestellt, bis der Teig gut „gegangen“ ist. Das dauert je nach der Wärme 1 bis 3 Stunden. Dann nimmt man ½ Liter lauwarmes Wasser, löst darin das Salz auf und fügt das Öl bei. Dann arbeitet man das Wasser langsam in das Mehl hinein und wenn alles Mehl aufgesogen ist, knetet man den Teig 15 bis 20 Minuten lang gründlich durch unter ständigem Wenden und Drehen, bis er schmiegsam, nicht klebrig und fest ist. Zum Schluss klopft man ihn 20 mal kräftig auf den Tisch, indem man ihn mit beiden Armen hochhebt und auf den Tisch schlägt. Dann die Schüssel wieder ½ Stunde lang an der Wärme ruhen lassen, einen länglichen Laib formen und in die ausgebutterte oder mit Öl bestrichene und mit Haushaltmehl bestäubte Cake-Blechform geben (gut eindrücken). 15 bis 20 Minuten ruhen lassen. Die Form nur zu ²/₃ füllen, da das Brot stark aufgeht.
Jetzt in den leicht vorgewärmten Ofen geben und bei 180 °C backen.
Die richtige Backtemperatur hat man gefunden, wenn die Backzeit etwa 2 Stunden beträgt. Eine kürzere Backzeit bringt eine starke Kruste und ein nicht ausgebackenes Inneres. Eine längere Backzeit erzeugt ausgetrocknetes Brot. Wenn man mit einer Kelle leicht auf das Brot klopft, muss es hohl klingen.
Dieses Schrotbrot ist ca. 1 Woche haltbar und soll nicht am 1. Tag nach dem Backen gegessen werden.

Vollkornschrotbrot mit Backpulver
Dies ist ein einfaches, wohlschmeckendes Brotrezept für eine sehr schnelle Zubereitung
500 g Vollkornweizen- oder Volldinkelmehl
3 gehäufte Esslöffel Malzextrakt
25 g Backpulver
Evtl. 1 flach gestrichener Teelöffel Steinsalz

All diese Zutaten mit dem Schwingbesen trocken gut vermischen.
Wasser nach und nach zugeben und gut durchmischen, bis alles Mehl aufgesogen ist. Dann gut durchkneten. Auf einem Backblech zu einem Brotlaib, zu Brötchen oder einem Zopf formen. Die Oberfläche mit Wasser bepinseln, mit etwas Vollkornmehl bestreuen und zweimal ca. 2 cm tief einschneiden. Den Brotlaib im Ofen bei 200 °C ca. 1 Stunde backen, Brötchen ca. 25 Minuten.

Reisgerichte

Ganz wichtig ist, dass der Reis nicht aus China stammt, denn dort giessen die Bauern die Reisfelder mit Arsen haltigem Wasser. Es gibt Grenzwerte, die beim Import beachtet werden sollten, jedoch sind diese politisch ausgehandelt und rund 10 mal höher als der biologische Grenzwert zur Toxizität.

Wir unterscheiden:
Vollreis mit der äusseren, harten Samenhülle, den Spelzen, ein sehr wertvolles, den Darm anregendes Nahrungsmittel, das jedoch nur für Leute geeignet ist, die gewohnt sind, gut zu kauen und sich die Zeit für ruhiges Essen nehmen können.

Vollreis benötigt eine sehr lange Einweich- oder Kochzeit und darf zuvor nicht in Fett geröstet werden, da er sonst nicht mehr weich wird. Mit gedünsteten Zwiebeln, 2½ bis dreifacher Menge Wasser und etwas Steinsalz, kalt aufgegossen, wird er im Dampfkochtopf innert 40 Minuten weich und schmeckt ausgezeichnet, kräftig und würzig.

Vollreis ohne die äussersten Spelzen, aber mit dem wertvollen Silberhäutchen und dem vollen Gehalt an Vitaminen und Mineralstoffen, ist in den Reformhäusern erhältlich. In der Schweiz nennt man ihn Ostigliatoreis. Er eignet sich gut für Risotto, Reisfüllungen, Reissuppe und andere Reisgerichte und wird rasch weich. In den nachfolgenden Rezepten ist stets dieser Vollreis gemeint.

Vitaminisierte Reisarten wie Avorio, Arborio, Oncle Ben's Rice u.a. sind vollständig geschält, bleiben aber körnig und werden beim Kochen ganz weiss.

„Wilder Reis" ist eine besondere Spezialität von allerhöchstem Wert, der aus den USA importiert wird. Er wird auf Urböden kultiviert, so wie dies indianische Urvölker taten und hat lange, dunkle Samenkörner. Er ist relativ teuer, doch empfehlen wir ihn besonders für die Schwangerschaft als wertvollen Kraftspender. Ein Sonntagsbraten wäre ja viel teurer.

Risotto
250 g Reis 3 × gründlich waschen und mit 1 Zwiebel in 2 Essl. Reform-Pflanzenfett dünsten, bis er glasig ist. 6 dl Gemüsebrühe oder Wasser dazugeben und eine Prise Steinsalz. 20 Min. zugedeckt bei schwacher Hitze kochen, bis Löcher sichtbar werden. Ausser während der Schwangerschaft darf man Rosmarin (Nädelchen) dazugeben, 2 Essl. geriebenen Emmentalerkäse* und evtl. etwas frische Butter* oder Olivenöl*.

Risibisi (Gemüsereis)
2 Essl. Reformpflanzenfett, 1 Tasse Gemüse, fein gewürfelt (Sellerie, Lauch, Karotten, Tomaten, evtl. Pilze): alles zusammen dämpfen. Dann 200 g Vollreis (Ostigliato) 3 × gut waschen und 6 dl Gemüsebrühe oder Wasser mit etwas Reform-Pflanzenwürze zufügen und 1 Prise Steinsalz. Ca. 20 Min. bei schwacher Hitze kochen oder 10 Min. im Dampfkochtopf.

Reissalat
200 g Vollreis 3 × gut waschen, mit 1 Liter Wasser nicht zu weich kochen, auf ein Sieb geben, abspülen und erkalten lassen. Ganz wenig Steinsalz dazugeben. Wenn erkaltet 1 Essl. Sonnenblumen- und 1 Teel. Leinöl dazugeben und 1½ Essl. frisch gepressten Zitronensaft oder Bio-Essig, ½ Zwiebel, fein gehackt, 2 Tomaten und Peperoniwürfelchen, fein geschnitten, Schnittlauch, 1 Teel. Kapern und wenn nicht in der Schwangerschaft Basilikum, sonst Schnittlauch oder Petersilie. Alles gut unter den Reis mischen. Den fertigen Reissalat auf schönen, grossen, grünen Salatblättern anrichten und mit Tomatenstreifchen garnieren.

Reisauflauf
110 g Ostigliatoreis 3 × gut waschen und in ½ Liter siedendem Wasser halbweich kochen. Das Wasser abgiessen und mit ¼ Liter kochender Milch fertigkochen. Der Reis soll noch etwas körnig sein. Kaltstellen und eine Prise Steinsalz darangeben. 50 g Butter schaumig rühren und mit dem Reis vermischen, bevor er ganz erkaltet ist. 50 g Vollrohrzucker, etwas Vanillezucker, die Schale einer biologisch gezogenen Zitrone dazu reiben, evtl. 2 Eigelb* oder 2 Essl. Quark beifügen, das Eiweiss schaumig schlagen und am Schluss darunterziehen. Die Reismasse in eine gebutterte Auflaufform füllen, 10 g Butterflöckchen darauflegen und bei mittlerer Hitze ⅓ Stunde im Ofen backen. Als Beigabe eignet sich Apfelkompott.

Reisauflauf mit Früchten
Die obige Reismasse lagenweise mit Schichten aus 2 sauren, feinblättrig geschnittenen Äpfeln, Kirschen oder frischen bzw. eingeweichten gedörrten Aprikosen und Schichten aus der Reismasse in eine ausgebutterte Auflaufform einfüllen. 10 g Butterflöckchen* darauflegen und ¾ Stunden im Ofen backen.

Gerichte mit anderen Getreidearten

Hirsotto
1 Essl. Reformpflanzenfett mit 1 kleinen Zwiebel goldgelb dünsten, 200 g Hirse waschen und zusammen mit den Zwiebeln kurz dünsten. 6 dl Gemüsebrühe kochend darübergiessen, und 20 Min. zugedeckt bei schwacher Hitze kochen, eine Prise Steinsalz dazugeben. Vom Herd nehmen und 10 Min. quellen lassen. Evtl. 2 Essl. geriebenen Emmentalerkäse* darüberstreuen oder Streifchen von ½ Zwiebel in etwas Reform-Pflanzenfett oder Butter* goldgelb rösten und beim Anrichten darübergeben. Als Beilage: Tomatensauce, Champignonsauce, Spinat, gedämpfte Tomaten oder Peperonata servieren.

Hirsotto mit Gemüse
Wie oben, aber mit einer Tasse Gemüsewürfelchen aus Karotten, Sellerie, Lauch und Erbsen. Die Gemüsewürfelchen zusammen mit der Zwiebel und der Hirse andünsten, und mit der Gemüsebouillon weichkochen. Käse*oder geröstete Zwiebelringe, wie oben darauftun. Beilage wie bei Hirsotto.

Hirseauflauf
200 g Hirse gut waschen, 1 Liter kochende Milch und eine Prise Steinsalz zugeben. Die Hirse in die kochende Milch einlaufen lassen und bei schwacher Hitze kochen. Sobald die Milch aufgesogen ist, zugedeckt während 20 Min. garziehen lassen. In einer Schüssel abkühlen lassen, aber nicht ganz erkalten lassen. 50 g frische Butter* schaumig rühren oder 2 gehäufte Esslöffel Magerquark, 40 g Vollrohrzucker, 3 Eigelb* und ein Esslöffel biologische Weinbeeren nacheinander durchmischen und der Hirse zugeben. Die Schale einer geriebenen biologisch gezogenen Zitrone hineinraffeln, Das Eiweiss schaumig schlagen und darunterziehen. Die Masse in eine gebutterte Auflaufform einfüllen, evtl. 10 g frische Butterflöckchen* daraufsetzen und im Backofen 40–60 Minuten lang bei mittlerer Hitze allseitig goldbraun werden lassen. Kompott als Beilage servieren.

Hirseauflauf mit Früchten
Die obige Masse schichtweise mit dazwischen feinblättrig geschnittenen Äpfeln oder eingeweichten Dörraprikosen und etwas Vollrohrzucker in eine ausgebutterte Auflaufform füllen und wie oben angegeben backen.

Polenta (Maisbrei)
200 g grobes Maisgriess in 1 Liter kaltes Milchwasser geben und zugedeckt auf schwacher Hitze 20 Minuten lang kochen. Vom Feuer nehmen und zugedeckt 10 Min. quellen lassen. Evtl. 1 Essl. Olivenöl* dazumischen. Evtl. Zwiebelringe in 10 g Butter* oder etwas Reform-Pflanzenfett rösten und über den Maisbrei geben oder 1–2 Essl. geriebenen Emmentaler*, Sprinz- oder Parmesankäse darüberstreuen.

Maisschnitten, gratiniert
In die obige Masse 1 Essl. Weissmehl einarbeiten, etwa 1 cm dick auf ein angefeuchtetes Brett ausstreichen, erkalten lassen, in Vierecke schneiden und ziegelartig in eine bebutterte Jenaglasform einfüllen. Evtl. 10 g Butterflöckchen* daraufsetzen, 2 Essl. Reibkäse* oder Zwiebelringe darüberstreuen. Bei guter Ofenhitze backen, bis sich eine hellbraune Kruste gebildet hat. Als Beilage eignet

sich Tomatengemüse, Tomatensauce und Salat.

Maiskolben, frische
Die Körner müssen noch zart und milchig sein. Grüne Blätter und Fäden entfernen. 4 Maiskolben in 1 Liter Wasser kochen, bis sie weich sind, auf einer flachen Platte, evtl. mit etwas frischer Butter* servieren.

Vollgriessgnocchi
Vollweizengriess ist etwas dunkler und viel wertvoller als weisses Griess.
Es schmeckt ausgezeichnet und lässt sich gut an Stelle von weissem Griess verwenden. 160 g Vollgriess in ½ Liter kochende Milch mit ½ Liter kochendem Wasser einrühren. 1 Prise Steinsalz zugeben. 15–20 Minuten kochen. Auf einem angefeuchteten Brett ca. 1 bis 1 ½ cm dick ausstreichen und erkalten lassen. Dann Vierecke oder Streifchen ausschneiden oder runde Plätzchen ausstechen. Zuerst die „Abfallstückchen" in eine bebutterte Jenaglasform legen und dann die Plätzchen darüberschichten. 2 dl Milch mit 2 Eiern* zusammen zerquirlen zubereiten, dies oder etwas Sojarahm darübergiessen. 3 Essl. Reibkäse* darüberstreuen. Evtl. 20 g Butterflöckchen* darüberlegen und im Ofen bei mittlerer Hitze 20 Min. backen, bis sich eine bräunliche Kruste gebildet hat.

Buchweizengrütze
Buchweizen ist ein sehr wertvolles Pseudogetreide eines Knöterichgewächses.
1 Tasse Buchweizen waschen und in 1 Essl. Reformpflanzenfett oder Olivenöl* in der Bratpfanne rösten, bis es leicht gelbbräunlich wird. 2 Tassen Wasser aufkochen und den gerösteten Buchweizen hineingeben und 20 Min. zugedeckt bei schwacher Hitze kochen. Evtl. 10 g Butter* oder etwas Olivenöl* auf den angerichteten Buchweizen geben. Dazu ½ Liter Sauermilch oder Joghurt reichen.

Quinoa-Gemüsepfanne
Quinoa ist ein sehr gesundes „Pseudogetreide", ein Samen eines Fuchsschwanzgewächses. Sein Ursprung geht zu den Inkas zurück. Quinoa hat einen leicht nussigen Geschmack. Es gibt drei Arten, die sich im Geschmack leicht unterscheiden: weiss, rot und schwarz. Alle drei Arten haben einen ausserordentlichen Nährwert. Sie enthalten alle 8 essentiellen Aminosäuren, viel „Ballaststoff", Vitamin E, Eisen, Magnesium, Phosphor und Zink. Quinoa ist glutenfrei, reich an Antioxydantien und hat einen niedrigen glykämischen Index. Vor dem Kochen müssen die Quinoasamen in einem feinmaschigen Sieb gründlich gespült werden, bis das Wasser klar wird, um ihren bitteren Überzug aus Saponinen zu entfernen. Dann werden 2 Tassen Quinoa (180 g) in 1 ¾ Tassen Gemüsebrühe weichgekocht oder gedämpft. Dabei quellen die Samen auf das dreifache Volumen auf und das Wasser wird aufgesogen. Sie sollten noch einen leichten „al dente" Biss haben. Dies ist meist nach 15 Minuten, wenn das Wasser aufgesogen ist, der Fall. Sellerie, Karotten in feine Würfelchen schneiden, Erbsen dazugeben und weichkochen, zum Quinoa dazugeben und gut vermischen. In einer Bratpfanne eine fein geschnittene Zwiebel in 1 Essl. Reform-Pflanzenfett goldgelb rösten, das Gemüse-Quinoa hineingeben und leicht anrösten, 1 Loorbeerblatt zugeben, etwas Kreuzkümmel und wenig Steinsalz.

Teigwaren

Es ist ganz wichtig, Vollkornteigwaren zu verwenden, mit oder ohne Sojazusatz. In die Pfanne evtl. ganz wenig Olivenöl* geben, dann in viel Wasser mit etwas Steinsalz 10 Min. kochen. Man muss vorsichtig sein, denn Teigwaren geben kein Sättigungsgefühl, da sie den Magen zu wenig dehnen, so dass die Gefahr einer Gewichtszunahme besteht. Darum darf man bei Gewichtsproblemen und in der Schwangerschaft, nach den 2/3 Rohkost, nur ganz wenig Teigwaren zum Gemüse essen.

Spinatknöpfli*

150 g Vollkornmehl mit 250 g Weissmehl und 1 Essl. Sojamehl, 2 Eier und 4 dl zur Hälfte mit Wasser verdünnter Milch mit 100 g rohem, gehacktem Spinat zusammentun, zu einem glatten Teig verarbeiten und 1 Stunde ruhen lassen. 3 Liter Wasser aufkochen, leicht gesalzen.
Den Teig portionenweise durch ein grob gelochtes Sieb drücken, sodass Knöpfli entstehen, die in das Wasser fallen. Mit einem Schaumlöffel herausheben und auf einer heissen Platte anrichten. 10 g Butter schmelzen und darübergiessen. Weissmehl wird hier mitverwendet, da die Masse sonst zu wenig bindet.

Spinatpudding*

1 gehackte Zwiebel in 40 g Reformpflanzenfett dünsten, 40 g Vollkornmehl und 20 g Weissmehl zufügen und mitdünsten. 1 ½ dl kalte Milch zugiessen und zu einer dicken Sauce kochen. 250 g Spinat rüsten, waschen und fein hacken und in die ausgekühlte Sauce geben. 3 Eigelb einrühren, Frischkräuter und etwas Muskat zugeben. Das Eiweiss schaumig schlagen und vorsichtig darunterziehen. Die Masse in eine eingefettete und mit Mehl bepuderte Puddingform einfüllen und im Wasserbad 1 Stunde kochen. Wann abgekühlt auf eine heisse Platte stürzen und Kapernsauce dazu reichen.

Warme und kalte Saucen

Kräutersauce

2 Essl. Vollkornmehl und 1 Essl. Weissmehl in 1 Essl. Reform-Pflanzenfett dünsten, 6 dl kalte Gemüsebouillon oder kaltes Wasser mit etwas Reform Gemüsewürze und etwas Reformhefeextrakt zugeben und 20 Min kochen. Beim Anrichten evtl. 2 Essl. Rahm* oder etwas Milch zugeben.

Klassische Béchamelsauce (Rezept 1)*

½ Essl. Reform-Pflanzenfett
½ Essl. Butter
1 Essl. Mehl oder Reismehl
½ dl Milch oder Sojamilch
½ dl Gemüsebrühe oder Wasser
1 Prise Steinsalz, Muskat
Etwas frisch gemahlener weisser Pfeffer

Butter und Pflanzenfett erwärmen, das Mehl hineinsieben und leicht dünsten. Milch und Gemüsebrühe langsam unter ständigem Rühren beifügen. 20 Minuten kochen. Die Prise Salz und die Gewürze beifügen.

Béchamelsauce (Rezept 2, vegan)

Für 4 Personen:
2 Essl. Weizenmehl oder Reismehl
½ l Sojamilch
1 Lorbeerblatt
1 fein geriebene Zwiebel
2 Teel. Rotes Miso
je 1 Prise Pfeffer und Paprika
gehackte Petersilie

Den Weizen ohne Fett kurz rösten, bis er aromatisch duftet. Etwas abkühlen lassen, dann die Sojamilch unter ständigem Umrühren zugiessen, Lorbeerblatt und Zwiebel beifügen und alles knapp 5 Min. kochen lassen.
Das Miso darunterrühren, das Lorbeerblatt entfernen und die Sauce mit Pfeffer und Paprika abschmecken. Gehackte Petersilie darüberstreuen.
(Miso ist eine fermentierte Sojabohnenpaste, die sich ausgezeichnet zum Würzen eignet und ähnlich wie die bekannte Sojasauce schmeckt, aber kein Kochsalz enthält.)

Béchamelsauce ohne Ei (Rezept 3)

Für 4 Personen:
2–3 Essl. Weizenmehl oder Reismehl
1 l Milch oder Sojamilch

1 Lorbeerblatt
1 Essl. Gemüsebrühe
1 geriebene Zwiebel
je 1 Prise Steinsalz, Muskat und frisch gemahlener weisser Pfeffer
gehackte Petersilie

Das Mehl ohne Fett kurz rösten, bis es duftet (es darf nicht dunkel werden), dann leicht abkühlen lassen. Unter ständigem Umrühren die Milch beifügen, Lorbeerblatt, Gemüsebrühe und Zwiebel dazugeben und alles aufkochen. Würzen und nach ca. 5 Minuten das Lorbeerblatt entfernen, die Sauce anrichten und mit Petersilie bestreuen.

Aus dieser Grundsauce lassen sich viele Varianten herstellen, z.B.:

Meerrettichsauce: Zum Schluss 10 g fein geraffelten Meerrettich beigeben und die Sauce noch 5 Min. fertigkochen.

Kapernsauce: Die fertige Sauce mit ganzen oder gehackten Kapern und Zitronensaft abschmecken.

Olivensauce: Die Sauce mit 4–5 Essl. Tomatenmark und 2 Essl. gehackten Oliven rasch aufkochen. Evtl. mit einer Messerspitze Cayennepfeffer nachwürzen.

Kräutersauce: Unter die fertige Sauce viel feingehackte Kräuter wie Petersilie, Liebstöckel, Kerbel, Basilikum, Estragon, Origano usw. mischen.

Champignonsauce: Unter die fertige Sauce 3–4 Essl. feinst gehackte rohe Champignons mischen und mit Zitronensaft abschmecken.

Tomatensauce, klassisches Rezept
½ Essl. Reform-Pflanzenfett
1 Essl. Zwiebel
½ Knoblauchzehe, durchgepresst
2 Essl. Karotten, Sellerie, Lauch
2 kl. Tomaten
1 Prise Steinsalz
1 Prise Vollzucker (Succanat)
1 Teel. Tomatenpüree
1 ½ dl Gemüsebrühe oder Wasser
Lorbeerblatt, Rosmarin, Thymian

Gehackte Zwiebel, durchgepressten Knoblauch und grobgeschnittenes Gemüse im Pflanzenfett gut dämpfen. Die in Stücke geschnittenen Tomaten und das Tomatenpüree mitdämpfen. Gemüsebrühe oder Wasser beifügen, würzen und ½ Std. leise köcheln lassen. Auf Wunsch passieren oder mixen.

Tomatensauce auf einfache Art
3 Tomaten
je 1 Prise Steinsalz und Vollzucker (Succanat)
Schnittlauch, Basilikum
Evtl. 1 Essl. Olivenöl*

Tomaten in Stücke schneiden, weich dämpfen, würzen und auf Wunsch passieren. Evtl. zum Verfeinern etwas Olivenöl* beigeben.

Zwiebelsauce
½ Essl. Reformmargarine
1 kleine Zwiebel
1 Essl. Mehl* oder Reismehl
1 dl Gemüsebrühe
etwas Nussmus
Muskat, Miso oder Kelpamare

Die in Streifen geschnittene Zwiebel in der Margarine dünsten, Mehl darüberstreuen und mit Gemüsebrühe ablöschen. 20 Minuten kochen. Würzen. Die fertige Sauce evtl. passieren und etwas Nussmus zum Verfeinern beifügen.

Braune Sauce
½ Essl. Reform-Pflanzenfett
1 Essl. Mehl* oder Reismehl
1 dl Gemüsebrühe
Nelkenpulver, Zitronensaft, Muskat

Das Mehl kastanienbraun rösten, abkühlen. Die Gemüsebrühe beifügen und 20 Minuten kochen. Würzen.

Mayonnaise, klassisches Rezept*
1 Eigelb
1 Essl. Zitronensaft
1 dl Raps- oder Sonnenblumenöl
1 Prise Steinsalz
Zwiebel, Kräuter, wenig Kelpamare

Das Eigelb mit einigen Tropfen Zitronensaft gut zerquirlen. Unter gleichmässigem Rühren mit dem Schwingbesen das Öl tropfenweise beifügen. Wird die Mayonnaise zu dick, mit etwas Zitronensaft verdünnen. Zuletzt nach Belieben würzen.

Mayonnaise, vegan*
(ergibt 6–8 Portionen)
2 Essl. Sojavollkornmehl
6 Essl. Wasser
2 dl Raps- oder Sonnenblumenöl

Soja-Vollkornmehl und Wasser zu einer glatten Masse verrühren. Öl langsam unter ständigem Umrühren mit dem Schwingbesen beifügen. Die Mayonnaise kann im Kühlschrank ein paar Tage aufbewahrt werden.

Für 1 Portion braucht man:
1 Essl. Mayonnaise
1 Teel. Zitronensaft
Evtl. etwas Senf
1 Teel. frische oder 1 Messerspitze getrocknete Kräuter

Alle Zutaten gut vermischen.
Mayonnaise ist eine beliebte Sauce zu Fruchtsalaten und Wurzelgemüsen.

Remouladensauce ohne tierisches Eiweiss
Für 4 Personen:
Mayonnaise ohne tierisches Eiweiss zubereiten und mit 1 Essl. gehackten Cornichons, einigen Kapern und gehackter Petersilie vermischen. Zum Garnieren Tomatenwürfelchen.

Remouladensauce, klassisches Rezept*
Für 4 Personen:
Mayonnaise, nach klassischem Rezept*
1 hart gekochtes Ei*, gehackt
1 Essl. Cornichons, gehackt
einige Kapern
1 Teel. Petersilie, gehackt
Tomatenwürfelchen

Die verschiedenen Zutaten mit der fertigen Mayonnaise vermischen, die Tomatenwürfelchen als Garnitur verwenden.

Vinaigrette
Für 4 Personen:
2 Essl. Sonnenblumenöl
2 Essl. Leinöl
2½ Essl. Zitronensaft
2 Essl. Wasser oder Gemüsebrühe
½ Zwiebel, gehackt
Evtl. 1 Ei*, hart gekocht, gehackt
1–2 Cornichons, gehackt oder fein gewiegt
Petersilie oder Schnittlauch
1 Essl. Tomatenwürfelchen
1 Prise Steinsalz

Öl, Zitronensaft und Gemüsebrühe sämig schwingen, dann die weiteren Zutaten beifügen, gut vermischen.

Quark und Käsegerichte

Quark und Weisskäse
Weicher, magerer Weisskäse ist leicht verdaulich und enthält wertvolle Aminosäuren. Mit fetten Weisskäsen muss man in der Schwangerschaft zurückhaltend sein, um nicht übergewichtig zu werden, so auch mit Rahmquark. Auch mit Halbrahm- oder Magerquark lässt es sich gut leben, wenn man Frischkräuter hineinmischt. Auch in der Stillzeit muss man vorsichtig sein, so lange man das Idealgewicht noch nicht erreicht hat, besser

nur mageren Weisskäse und Magerquark verwenden.

Hartkäse*
Ausgereifte Hartkäse sind kein gutes Nahrungsmittel, Neben tierischem Eiweiss enthalten sie viel tierisches Fett mit ausschliesslich gesättigten Fettsäuren, welche den Stoffwechsel sinnlos belasten und sehr viel Kochsalz. Hartkäse enthält biogene Amine. Biogene Amine sind stickstoffhaltige Ab- und Umbauprodukte von Aminosäuren und entstehen bei der Fermentation der Milch zu Käse. Hartkäse enthält viel Histamin, was allergische und pseudoallergische Reaktionen fördert. Er enthält auch viel Serotonin, das die Stimmung anhebt. Wegen dieser antidepressiven Wirkung erliegt man leicht einem übermässigen Verlangen nach Hartkäse, was besonders in der Schwangerschaft den Stoffwechsel stark belastet, mit der Gefahr einer Präeklampsie. Hartkäse soll nur in kleiner Menge als Gewürz und wenn man an Gewicht abnehmen muss, gar nicht verwendet werden.

Quark-Leinölspeise
250 g Magerquark mit 2 Essl. kalt gepresstem Leinöl mischen. 1 Essl. Milch, Mandelmilch oder Sojamilch dazugeben. Diese Speise ist sehr gesund. Der Geschmack kann variiert werden, indem man entweder Honig, frische Kräuter, fein gehackten Spinat oder Tomatenmark dazugibt.

Quarkaufstriche
Für belegte Vollkornbrötchen oder als Beilage zu Schalenkartoffeln.
Man mischt 250 g Magerquark mit 2 Essl. Leinöl und wenn nötig, etwas Milch zum Glattrühren. Man variiert diesen Aufstrich durch folgende Zugaben:

Fein gehackte Kräuter, Zwiebeln oder Knoblauch, etwas Kümmel und garniert die Brötchen mit Tomatenscheiben oder fein geschnittenen Radieschen.
Sehr viel frischen Schnittlauch. Man muss ihn gut hineinmischen und ein Weilchen einziehen lassen.
Man mischt geriebene Nüsse oder Mandeln und frischen Zitronensaft hinein und garniert mit fein geschnittenen Tomatenscheiben.
Man mischt ganz fein geriebene Rohgemüse hinein: Karotten, Sellerie, Rettich, Gurken u.a. und garniert mit Schnittlauch.
Man mischt 2 Essl. Honig hinein und 1 Teel. frischen Zitronensaft und garniert mit halbierten Baumnüssen.
Man mischt 2 Essl. Birnendicksaft hinein und garniert mit Beeren und Fruchtschnitzen.
Man zerdrückt 4 Esslöffel voll Beeren, gibt 1 Essl. Birnendicksaft hinein und dekoriert mit etwas Schlagrahm*.

Spinatquark oder Frühlingsquarkspeise
100 g Magerquark oder evtl. Halbrahmquark*, 2 Essl. Milch zum Glattrühren, 1 Essl. Mandelpüree, 1 Essl. frisch gepressten Zitronensaft, 1 Tasse voll jungen, rohen, fein gehackten Spinat. Wenn vorhanden, zusätzlich einige Sauerampferblätter, Pfefferminzblätter, Kresse, Kerbel oder ein wenig Liebstöckel oder frischen Basilikum, etwas Muskat und Thymian.
1 Prise Steinsalz.
Alle Zutaten gut vermischen und verrühren.

Leichte Quarkklösse*
600 g Magerquark, evtl. davon 200 g als Rahmquark, 2 Eier, 60 g Vollkornmehl, 60 g Vollweizengriess, 3 Liter Wasser, leicht gesalzen.
Alle Zutaten nacheinander dem Quark beimengen und gut verrühren. Wasser zum Kochen bringen, 2 Essl. ins heisse Wasser tauchen und aus dieser Quarkmasse grosse Klösse abstechen. Beim Einlegen der Klösse in das heisse Wasser darf dieses nicht stark kochen, da sonst die Klösse zerfallen. Zuerst einen Probeknödel einlegen und falls er zerfällt noch etwas Griess und etwas Weissmehl in die Masse mischen, damit sie fester wird. Das

Wasser, mit den Klössen darin, zuerst 5 Min. offen, dann 5 Min. zugedeckt sieden lassen. Danach jeden Kloss einmal umwenden und beiseite zugedeckt nochmals 10 Min. ziehen lassen, wobei die Knödel noch stark aufgehen. Diese Klösse schmecken ausgezeichnet, in viel Tomatensauce oder in geröstetem Paniermehl gewendet, mit etwas Rohrzucker bestreut und mit Zwetschgen- oder Aprikosenkompott.

Quarkauflauf*
4 Essl. Weissmehl in 40 g Nussbutter oder Reform-Pflanzenfett dünsten und 1 Prise Steinsalz dazugeben. 500 g Magerquark, 3 dl heisse Milch, 2 Eigelb, 70 g Rohrzucker oder 1 Essl. Birnendicksaft, 40 g biologische Rosinen, 2 Essl. geriebene Mandeln, eine geriebene Schale einer biologisch gezogenen Zitrone.
Alle Zutaten vermischen. Falls die Masse zu fest wird evtl. 4 Essl. Rahm oder Sesamrahm (Rezept Seite 78) beifügen. Das Eiweiss schaumig schlagen und darunterziehen. 40 Min. bei schwacher Hitze im Ofen backen und sofort servieren.

Quarkkuchen*
250 g Kuchenteig in eine Kuchenform auslegen. 500 g Magerquark, 2 Eigelb, 2 Essl. Maismehl (Maizena), 40 g biol. Rosinen, 1 Prise Steinsalz, 20 g Nussbutter, 70 g Vollrohrzucker, 100 g geschälte, geriebene Mandeln.
Alle Zutaten gut mischen, das Eiweiss schaumig schlagen und darunterziehen. Das Ganze in die Kuchenform geben und bei schwacher Hitze im Ofen ¾ Stunden lang backen.

Speisen mit Ei*

Während der Schwangerschaft sollen nicht mehr als 2 Eier pro Woche gegessen werden. Bei Übelkeit, Leber- oder Nierenstörungen oder Unverträglichkeit muss man sie ganz meiden. Man wähle Trinkeier von biologisch gehaltenen Hühnern aus dem eigenen Land. Dennoch ist es riskant, Eier roh zu geniessen, da es vorkommen kann, dass sie mit Salmonellen infiziert sind. Zur Sicherheit empfiehlt sich immer eine Schwimmprobe: legt man das rohe Ei in ein Glas Wasser, darf es nicht schwimmen, sonst ist darin ein Fäulnisprozess im Gang und man darf es nicht verwenden, auch nicht gekocht. Das Ei kann weichgekocht, pochiert oder als Bindemittel in Cremen, Frappés oder Mayonnaise verwendet werden, jedoch nicht bei Übergewicht, auch nicht bei Obstipation, da es die Bildung von Fäulnisbakterien fördert. Eier enthalten viel Vitamin B12. Bei veganer Diät muss man dieses durch ein Vitamin-B12-Präparat ergänzen und in jedem Fall während der Schwangerschaft und Stillzeit im Blut kontrollieren lassen. Eier zu essen ist für die Gesundheit und die Schwangerschaft nicht unbedingt notwendig.

Fleisch*

Wir empfehlen ganz besonders während der Schwangerschaft und Stillzeit eine vegetarische Ernährung. Am Ende der Nahrungskette reichern sich die Giftstoffe und Pestizide im Fleisch an. Eine Ernährung mit Fleisch belastet den Stoffwechsel mit tierischen Proteinen und gesättigten Fetten, mit welchen der Organismus nichts anfangen kann. Sie müssen abgebaut werden und dabei entsteht ein Übermass an stark oxydierenden organischen Säuren, an so genannten reaktiven oxydierenden Spezies (R.O.S.), welche in der Mutter und dem Kinde oxydativen Stress erzeugen und freie Radikale bilden, welche degenerative Veränderungen und Zellmutationen fördern. Stoffwechselschlacken werden in die Zwischenzellsubstanz der zarten Bindegewebe eingelagert, welche den ganzen Körper durchdringen. Dadurch entsteht eine Insulinresistenz und Diabetes. Ernährungswissenschaftlich betrachtet ist Fleischnahrung obsolet.

Früchtespeisen und Desserts

Zum Süssen der Früchtespeisen sollte möglichst kein Zucker verwendet werden, wegen des Risikos eines Schwangerschaftsdiabetes. Stattdessen verwendet man von Natur aus gesüsste Früchte, die nicht zu viel Säure enthalten. Sie enthalten andere Arten von Zucker, welche nicht für Diabetes gefährden. Auch kann etwas Reisschleim beigefügt werden, um die Fruchtsäuren zu mildern. Auf diese Weise kann man köstliche, gesunde Desserts herstellen, die gesund sind. Dabei macht es Spass, viel Phantasie walten zu lassen.

Früchtecremen mit Mandelpüree
Ohne Zuckerzusatz können als Nachspeise mit dem Mixer Cremen aus Mandelpüree mit verschiedenen Früchten zubereitet werden. Dies ergibt sehr gesunde Nachspeisen.

Früchtekompott nach altem Rezept, ohne Zucker
1 kg Früchte (Heidelbeeren, Kirschen, nicht zu saure Äpfel, Birnen)
1 dl Wasser
1–2 Essl. Vollmehl
1 Tasse Vorzugsmilch oder Sesammilch
20 g Butter* oder Reformpflanzenfett
Mandelsplitter
evtl. etwas Rahm* oder Sesamrahm

Die Früchte waschen und zerkleinern, im Wasser aufkochen. Mehl mit der Milch zu einem glatten Brei rühren und zu den kochenden Früchten geben. Nochmals aufkochen, dann kaltstellen. Die Mandelsplitter in der zerlassenen Butter bzw. im Pflanzenfett rösten und über dem abgekühlten Kompott verteilen. Zur Milderung der Fruchtsäure evtl. mit etwas Rahm* oder Mandelmilch servieren.

Heidelbeer- oder Kirschenmus („Heitisturm")*
500 g Früchte
1 Essl. Butter
2 Essl. Vollmehl
20 g Butter
20 g Mandelsplitter

Früchte kochen. Butter und Vollmehl zusammen dünsten, mit dem Saft der gekochten Früchte aufgiessen, Früchte beigeben. Die Mandelsplitter in der Butter rösten und über das Mus streuen. Warm auftragen!
Für den Heitisturm lassen sich auch Zwetschgen, Aprikosen und saure, gedünstete Äpfel verwenden. Verfeinern durch Mandelstifte und die Schale einer ungespritzten Zitrone, die mitgekocht werden.

Fruchtsalat
1 dl Wasser
1–2 dl Traubensaft oder Süssmost
1–2 Essl. Zitronensaft
600 g Aprikosen oder Pfirsiche, Melonen, Äpfel, Bananen, Birnen (weiche Sorte), rote Kirschen, entsteint, alle Beerensorten
evtl. 2 Essl. Rosinen
evtl. 2 Essl. Pinienkerne oder Sonnenblumenkerne

Wasser, Traubensaft und Zitronensaft mischen. Früchte, je nach Jahreszeit zusammengestellt, in feine Scheiben schneiden oder ganz belassen (Beeren) und in zubereiteten Saft geben. Etwas ziehen lassen und nach Belieben Rosinen und Pinienkerne oder Sonnenblumenkerne beifügen.

Rote Grütze (Kaltschale)
7 dl Johannisbeer-, Himbeer- oder Erdbeersaft
3 dl roter Traubensaft oder Wasser
70 g Griess
1 Essl. Maismehl (Maizena)

Beerensaft und Traubensaft oder Wasser zusammen aufkochen, Griess und Maizena einrühren und 10 Min. kochen. In ausgespülte Puddingform einfüllen und kaltstellen.
Mit Mandelmilchsauce (Rezept Seite 78) servieren.

Bananencreme
2 dl Joghurt, Mandelrahm oder Sesamrahm
2 Essl. Zitronensaft
4 reife Bananen

Joghurt, Zitronensaft gut vermischen.
2 Bananen mit der Gabel schaumig schlagen und dazumischen, 2 Bananen in Rädchen schneiden und darübergeben.

Bananen-Apfelschaum mit Quark
100 g Rahm*- oder Magerquark oder Sesamrahm (Rezept Seite 77)
evtl. etwas Milch oder Joghurt
4 Bananen
4 saure saftige Äpfel
evtl. etwas abgeriebene Zitronenschale (von ungespritzter Zitrone) oder Zimt oder Ingwer

Quark mit Milch oder Joghurt glattrühren. Bananen mit der Gabel schaumig schlagen, Äpfel sehr fein schaumig reiben und zusammen mit Zitronenschale, Zimt oder Ingwer mit der Quarkcreme bzw. dem Sesamrahm vermischen oder mixen. Evtl. mit Honig süssen.

Gefüllte Bratäpfel
4 grosse oder 8 kleine, nicht zu saure Äpfel
4 Essl. Haselnüsse, gemahlen
2 Essl. Korinthen
4 Essl. Kaffeerahm oder Joghurt oder Sesamrahm
Zitronenschale abgerieben (von unbehandelter Zitrone)
Evtl. 10 g Butterflöckchen*
1–2 dl Apfel- oder Traubensaft

Von den Äpfeln das Kerngehäuse ausstechen und Schale einritzen. Nüsse, Korinthen und Zitronenschale mischen und die Äpfel damit füllen. In eine feuerfeste flache Form stellen, Butterflöckchen* darauf verteilen und Saft ca. 2 cm hoch einfüllen. 20–30 Min. im Ofen backen.

Früchte-Quarkcremen
Eine Früchte-Quarkspeise als Nachtisch ergänzt eine aus Rohkost, dann Gemüse, Kartoffeln oder Vollgetreide bestehende Hauptmahlzeit in idealer Weise durch ihren Gehalt an wertvollem Milcheiweiss. Quark-Cremen übertreffen andere Süssspeisen durch ihre Frische, leichte Verdaulichkeit und Hochwertigkeit. In immer neuen Variationen lässt sich Magerquark oder Rahmquark* mit Beeren, passierten bzw. gemixten Früchten oder Fruchtsäften mischen, wobei einige schöne Beeren oder Fruchtschnitze als Garnitur dienen.

Quarkmasse
250 g Rahmquark* oder Magerquark
Milch oder Joghurt nach Bedarf.
Quark mit Milch oder Joghurt glattrühren.

Früchte:
400–500 g Früchte wahlweise:
Beeren, Steinobst, Bananen oder saure saftige Äpfel
Evtl. 10 g Butter*
evtl. 1 Stück dünne Zitronenschale (von ungespritzter Zitrone)

Beeren mit der Gabel leicht zerdrücken und unter die Quarkcreme mischen.
Steinobst entsteinen, passieren und unter die Quarkcreme mischen.
Bananen mit der Gabel schaumig schlagen. Zitronensaft oder Fruchtmark, Sanddornsaft oder Hagebuttenmus dazugeben und alles unter die Quarkcreme mischen.
Äpfel schälen, in Stücke schneiden, in Butter* und etwas Zitronenschale zu-

gedeckt weichkochen, passieren, abkühlen lassen und unter die Quarkcreme mischen
Oder rohe Zubereitung: Äpfel sehr fein schaumig reiben und mit etwas abgeriebener Zitronenschale unter die Quarkcreme mischen.

Anhang

Der glykämische Index sagt aus, wie rasch und wie hoch der Blutzucker ansteigen wird, wenn ein gewisses Nahrungsmittel gegessen wird, ausgedrückt in % des Anstieges, welcher eine gleiche Menge Glukose in Gramm erzeugt.

Die glykämische Ladung berechnet man, indem man den glykämischen Index mit seinem Gehalt eines Nahrungsmittels an allen verschiedenen, reinen Kohlenhydraten multipliziert. Hat ein Nahrungsmittel einen hohen glykämischen Index und besteht es zudem überwiegend aus reinen Kohlenhydraten, so hat es eine sehr hohe glykämische Ladung. Handelt es sich vor allem um reine Kohlenhydrate, welche in Glukose umgewandelt werden, so wird das Nahrungsmittel eine sehr hohe Menge an Insulin benötigen, um in die Zellen zu gelangen, und der Blutzuckerspiegel sich wieder senken kann.

Nach dem Essen eines Nahrungsmittels werden nur diejenigen Kohlenhydrate, welche in Glukose umgewandelt werden und demzufolge zu ihrer Aufnahme in die Zellen Insulin benötigen, den Blutglukoseanstieg erzeugen. Andere Zuckerarten, wie sie in Früchten und Gemüsen reichlich vorhanden sind und die nicht in Glukose umgewandelt werden (Fruktose, Sorbit u.a.), bewirken keine Erhöhung des glykämischen Indexes und benötigen kein Insulin. Somit gibt der glykämische Index die beste Auskunft zur Berechnung des Insulinbedarfes zur Aufnahme eines bestimmten Nahrungsmittels.

Die glykämische Ladung enthält durch die Multiplikation des glykämischen Indexes mit dem Gehalt an allen reinen Kohlenhydraten, auch diejenigen, welche kein Insulin zu ihrer Verwertung benötigen. Darum ist sie zur Berechnung des Insulinbedarfes weniger geeignet als der glykämische Index. Dagegen hat es sich bewährt, ihn zu berücksichtigen, da es sich gezeigt hat, dass Nahrungsmittel mit hoher glykämischer Ladung den Fettstoffwechsel ungünstig beeinflussen, indem sie den Triglyceridspiegel erhöhen.

Bezüglich des Risikos für einen Schwangerschaftsdiabetes und einer Präeklampsie sind also diejenigen Nahrungsmittel am geeignetsten, welche einen tiefen glykämischen Index und eine tiefe glykämische Ladung aufweisen und welche gute Nahrungsintegrale sind, indem ihr Kohlenhydratanteil zu möglichst grossem Anteil aus Fruktose und anderen Zuckerarten besteht, die kein Insulin benötigen und deren Gehalt an Glukose bei der Verdauung nur langsam aufgeschlossen werden kann. Dies sind die unerhitzten Früchte, Gemüse, Vollgetreide und Nüsse der Rohkost.

Tabelle zum glykämischen Index und zur glykämischen Ladung der Nahrungsmittel

Nahrungsmittel	Glykämischer Index in %	Glykämische Ladung
Amarant	30	10
Ananas	59	6
Ananassaft aus Flasche	46	6
Apfel	38	5
Apfel gedörrt	29	16
Apfelsaft aus Flasche, klar	40	5
Apfelsaft naturtrüb	37	4
Aprikosen, frisch	57	4
Aprikosen, getrocknet	32	14
Artischocken	20	2
Auberginen	10	<10
Avocado	20	<10
Baguette, Weissbrot	70	36
Bananen	52	10
Birnen	38	9
Biscuitkuchen	46	26
Blattsalate	10	0
Brezel	83	48
Brokkoli	10	<10
Bohnen, schwarz	42	8
Bohnen, weiss, gegart	48	5
Bohnen, grün (Mungbohnen)	38	?
Bohnen (Kidney)	28	5
Buchweizen	54	11
Bulgur, gegart	48	8
Buttermilch, nature	<10	<10
Butterkeks	51	37
Cornflakes	81	70
Couscous	65	15
Datteln, getrocknet	103	69

Nahrungsmittel	Glykämischer Index in %	Glykämische Ladung
Eiscreme, Vollrahm	61	13
Erbsen (frisch)	40	4
Erdbeeren	40	1
Feigen, frisch	40	?
Feigen, getrocknet	61	21
Früchtebrot	47	24
Gemüsesaft aus Flasche	43	2
Gerste	43	12
Grapefruit	25	2
Grapefruitsaft aus Flasche	48	4
Glutenfreies, helles Brot	48	4
Griess	65	4
Grünkern	55	?
Haferflocken	59	36
Haferkleiebrot	47	28
Haferporridge	60	8
Haferkleie	55	28
Hamburgerbrot	85	31
Hirse, gegart	71	17
Honig	55	40
Joghurt, natur	36	2
Joghurt, Frucht, gezuckert	40	6
Joghurt, Frucht, Süssstoff	14	1
Joghurt, Drink	38	6
Kaki	50	8
Konfiture (Marmelade)	51	34
Karotten, roh	47	4
Karotten, gekocht	85	3
Karottensaft aus Flasche	43	4
Kartoffeln, gebacken	85	17
Kartoffeln, geschwellt	78	11
Kartoffeln, Gnocchi	68	18

Nahrungsmittel	Glykämischer Index in %	Glykämische Ladung
Kartoffelpüree	74	10
Kartoffelpüree aus Pulver	85	11
Kartoffeln, neue	57	8
Kartoffeln, Pommes frites	75	15
Kartoffeln, Pommechips	54	23
Kartoffeln, Süsskartoffeln	61	11
Kartoffeln, gegart	38	6
Kirschen	22	2
Kiwi	50	5
Kleiebrot	50	10
Knäckebrot, ballaststoffreich	59	35
Knäckebrot, aus Roggen	64	41
Knoblauch	10	<10
Kohl	10	0
Kohlrabi, gekocht	70	5
Kohlrübe, gelb	70	7
Krackers	67	38
Kürbis, gekocht	75	4
Lauch	10	<10
Linsen, grün, gegart	30	3
Linsen, rot, gegart	26	3
Magerquark	10	1
Mais (Zuckermais)	54	11
Maismehl (Polenta)	69	6
Mais, Popcorn	72	40
Mango	51	7
Marsriegel	65	43
Melone (Honigmelone)	65	2
Meerrettich	35	<10
Milch, teilentrahmt	32	2
Milch, voll	27	1
Molke, natur	<10	<10

Nahrungsmittel	Glykämischer Index in %	Glykämische Ladung
Milchbrötchen (Weggli)	63	34
Müesliflocken, industriell	49	33
Muffin	53	30
Nutella	33	20
Naturjoghurt	35	1–5
Nüsse (im Mittel)	25	1–5
Nüsse, Cashew	22	3
Nüsse, Erdnüsse	15	2
Nektarine	30	<10
Obst (Durchschnittswert)	35–45	3–10
Orange	42	4
Orangensaft aus Flasche	50	5
Papaya	59	8
Pastinake	85	3
Pellkartoffeln (Geschwellte)	65	10
Peperoni	10	<10
Pfirsich	42	4
Pflaumen	39	2
Pflaumen, getrocknet	29	16
Pilze	15	0
Pumpernickel	50	20
Quinoa	35	?
Radieschen	30	<10
Reis, Basmati	85	15
Reis, Jasmin, Duftreis (weiss)	109	31
Reis, Langkorn	36	16
Reiscrisbies (Kellogg)	82	71
Reis, Parboiled	47	11
Reis, Risotto	59	24
Reis, weiss	64	15
Rettich	35	1
Roggenkörner, vollwertig	35	26

Nahrungsmittel	Glykämischer Index in %	Glykämische Ladung
Roggenbrot, Vollkorn	50	30
Roggen Sauerteigbrot	53	21
Rosinen	64	47
Rote Bete (Randen), gekocht	65	3
Sauerkraut	15	0
Schokolade, Vollmilch	43	24
Sellerieknollen, gekocht	85	2
Sojabohne, gegart	18	1
Sojabohnensprossen	20	<10
Spargel	15	0
Sultaninen	56	42
Teigwaren (im Mittel)	60	40
Teigwaren, Soja, Glasnudeln	33	8
Teigwaren, Eiernudeln	40	10
Teigwaren, Reisnudeln	61	13
Teigwaren, Spaghetti al dente	44	12
Teigwaren, Spaghetti, weich	61	15
Teigwaren, Vollkorn, al dente	37	9
Weizengriess, weisses	60	7
Weizenkeime	60	9
Weizenschrot	75	50
Weizenweissbrot	70	33
Zitronen	15	<10
Zucchini	10	<10
Zwiebeln	10	<10

Rezeptverzeichnis

Literaturnachweis

1 Jvanovic L. et al.: Fetales Alkohol-Syndrom. In: Lois Jovanovic, Genell J. Subak-Sharpe: Hormone. Das medizinische Handbuch für Frauen. Aus dem Amerikanischen von Margaret Auer. Kabel, Hamburg 1989, ISBN 3-8225-0100-X, S. 373 (Originalausgabe: Hormones. The Woman's Answerbook. Atheneum, New York 1987)

2 Gupta K. K. et al.: An Update on Fetal Alcohol Syndrome-Pathogenesis, Risks, and Treatment. Alcoholism, Clinical and Experimental Research. Band 40, Nr. 8, August 2016, S. 1594–602

3 Drozella A.: Zum aktuellen Forschungsstand des fötalen Alkoholsyndroms (PDF) S. 48 ff.

4 Deutschlandfunk: Schwangerschaft: Mit einem Vollrausch vom Gymnasium in die Hauptschule Deutschlandfunk, 23. November 2013

5 Schramm S.: Schwangerschaft: Alkohol und Nikotin. Die Zeit, Nr. 33/2007

6 Süddeutsche Zeitung: Alkohol während der Schwangerschaft – Kein Gläschen in Ehren. 17. Mai 2010, abgerufen am 24. Mai 2016

7 Biehahn C.: Vollrausch im Mutterleib. Zeit online. 10. Juli 2014, abgerufen am 18. Dezember 2019

8 Welt.de: 10 000 Babys werden jährlich mit Alkoholschaden geboren. 9. September 2009, abgerufen am 24. Mai 2016

9 Mortler M., Drogenbeauftragte der Bundesregierung: Die Fetale Alkoholspektrumstörung. Die wichtigsten Fragen der sozialrechtlichen Praxis. (PDF) Marlene Mortler, März 2017, abgerufen am 18. Dezember 2019. S. 14

10 Spohr H.L.: Das Fetale Alkoholsyndrom. 2002, Updated and Exp Auflage. De Gruyter, Berlin/Boston 2016, ISBN 3-11-044466-6, S. 20

11 Stubert J. et al.: Risiken bei Adipositas in der Schwangerschaft. Dtsch Ärztebl Int 2018; 115: 276–83

12 Hahn A. et al.: Ernährung. Wissenschaftliche Verlagsgesellschaft, Stuttgart 2006, ISBN 3-8047-2293-8

13 DGE: Referenzwerte für Zink. Abgerufen am 10. Februar 2021

14 Jenkins D.J. et al.: Glycemic index overview of implications in health and disease. Am J Clin Nutr 2002 (76) 266–273

15 Salmeron J. et al.: Dietary fiber, glycemic load, and risk of non-insulin-dependent diabetes mellitus in women. JAMA 1997 (227), 472–77

16 Salmeron J.: Dietary fiber, glycemic load, and risk of NIDDM in men. Care 1997; 20545–50

17 Liu S. et al.: A prospective study of dietary glycemic load and risk of myocardial infarction in women. Am J clin Nutr 2000; 71 1455–61

18 Jeppersen J. et al.: Effect of low-fat, high carbohydrate diets on risk factors for ischemic heart disease in postmenopausal women. Am J Clin Nutr 1997; 65 1027–33

19 Liu S. et al.: A prospective study of dietary fiber and risk of cardiovascular disease among women. Am J Coll Cardiol 2002; 39 49–56

20 Rimm E.B. et al.: Vegetable, Fruit and dietary fiber intake and risk of coronary heart disease among men. JAMA 1996; 275 447–51

21 Pietinen P. et al.: Intake ofdietary fiber and coronary heart disease in a cohort of Finnish men: the Alpha tocopherol, Beta-Caroten Cancer Prevention Study. Circulation 1996; 94; 2720–27

22 Wolk A.A. et al.: Long term intake of dietary fiber and decreased risk of coronary heart disease among women. JAMA 1999; 281 1998–2004

23 Jacobs D.R. et al.: Fiber from whole grains, but not refined grains, is inversely associated with all-cause mortality in older women: the JOWA women-health study. J Am Coll Nutr 2000; 19 (3suppl) 236 129–33

24 Stuebe A.M. et al.: Duration of lactation an d incidence of type 2 diabetes. JAMA 294 (20) Nov 2005 2601–2610. PMID: 16304074

25 S3-Leitlinie Gestationsdiabetes mellitus (GDM), Diagnostik, Therapie und Nachsorge der Deutschen Diabetes Gesellschaft (DDG). AWMF online (Stand 2011)

26 Freathy et al.; Diabetes. 2010; 59 (10): 2682–9

27 Daikeler R. et al.: Diabetes. Evidenzbasierte Diagnosik und Therapie. 10. Auflage. Kitteltaschenbuch, Sinsheim 2015, ISBN 978-3-00-050903-2, S. 128
28 Universität Düsseldorf: Diabetes und Schwangerschaft, Abschnitt: „Kindliche Komplikationen bei diabetischen Schwangerschaften". www.diabetes-heute.uni-duesseldorf.de. August 2001, abgerufen am 7. März 2017
29 Daikeler R. et al.: Diabetes. Evidenzbasierte Diagnosik und Therapie. 10. Auflage. Kitteltaschenbuch, Sinsheim 2015, ISBN 978-3-00-050903-2, S. 128
30 Al-Qahtani S. et al.: Diabetes is associated with impairment of uterine contractility and high Caesarean section rate. Diabetologia. Band 55, Nr. 2, 2012, S. 489–498
31 Heilpraxisnet.de: Stillen mindert Diabetes Typ-2 Risiko. www.heilpraxisnet.de, 30. Oktober 2012, abgerufen am 2. Februar 2013
32 Koletzko B. et al.: The roles of long-chain polyunsaturated fatty acids in pregnancy, lactation and infancy: review of current knowledge and consensus recommendations. J Perinat Med. 36 (1), 2008, S. 5–14
33 Bodnar L. M. et al.: High prevalence of vitamin D insufficiency in black and white pregnant women residing in the northern United States and their neonates. Journal of Nutrition. 137 (2007), S. 447–452
34 Herberhold Cornelia: Schwangerschaft: Jodmangel wird häufig übersehen. Dtsch Ärztebl 1997; 94 (33): A-2114/B-1795/C-1605
35 Mylonas L. et al.: Erbrechen in der Schwangerschaft. Dtsch Ärztebl 2007; 104 (25): A-1821/B-1604/C-1544
36 Bier A.: (IBCLC) für den Newsletter des Europäischen Instituts für Stillen und Laktation. April 2018
37 Crenshaw J.T. et al.: Effects of Skin-to-Skin Care During Cesareans: A Quasiexperimental Feasibility/Pilot Study. Breastfeeding Medicine 2019 14: 10, 731–743
38 Chung I.S, et al.: Breastfeeding and maternal and infant health outcomes in developed countries. Evid Rep Technol Assess (Full Rep). 2007; 153: 1–186
39 Chung J.S. et al.: Breastfeeding and maternal and infant health outcomes in developed countries. Evid Rep Technol Assess (Full Rep). 2007; 153: 1–186
40 Chetwynd E.M. et al.: Cumulative lactation and onset of hypertension in African American women. Am J Epidemiol. 2017
41 Ziegler A.G. et al.: Long-Term Protective Effect of Lactation on the Development of Type 2 Diabetes in Women With Recent Gestational Diabetes Mellitus. Diabetes 2012 Dec; 61 (12): 3167–71
42 Grundlagen der Ernährung Pädiatrie. 2019: 25–39
43 Hanna N. et al.: Effect of storage on breast milk antioxidant activity. Archives of Disease in Childhood Fetal and Neonatal Edition. Band 89, Nr. 6, 2004, ISSN 1359-2998, S. F518–F520
44 Spitzer J. et al.: Lagerung von Muttermilch – Verändertes Aroma. HighChem hautnah – Aktuelles aus der Lebensmittelchemie. Band V, hrsg. von der Gesellschaft Deutscher Chemiker, 2010, ISBN 978-3-936028-64-5, S. 38–39
45 Lawrence R.: Breastfeeding: A Guide for the Medical Profession. 6. Auflage, 2005
46 Nassen C.A. et al.: Anästhesie und Analgesie in der Stillperiode. Anaesthesist. 2014; 415–21. https://doi.org/10.1007/s00101-014-2311-1
47 Montgomery A. et al.: ABM clinical protocol #15: analgesia and anesthesia for the breastfeeding mother, revised 2012. Breastfeed Med. 2012; 547–53
48 Bennet P.N.: Drugs and human lactation. Amsterdam: Elsevier; 1988
49 Cobb B. et al.: Breastfeeding after anesthesia: a review for anesthesia providers regarding the transfer of medications into breast milk. Transl Perioper Pain Med. 2015; 1 (2): 1–7
50 Dalal P.G. et al.: Safety of the breast-feeding infant after maternal anesthesia. Paediatr Anaesth. 2014; 359–71
51 Charité Universitätsmedizin Berlin. Embryotox [Internet]. Einsehbar unter: http://www.embryotox.de. Zugegriffen: 24.01.2017
52 U.S. National Library of Medicine. The LactMed® database [Internet]. Available from: https://toxnet.nlm.nih.gov/newtoxnet/lactmed.htm. Zugegriffen: 02.01.2018
53 Spiesser-Robelet L. et al.: Knowledge, representations, attitudes, and behaviors of women faced with taking medications while breastfeeding. J Hum Lact. 2017; 98–114
54 Feilberg V.L. et al.: Excretion of morphine in human breast milk. Acta Anaesthesiol Scand. 1989; 33 (5): 426–8

55 Robieux I. et al.: Morphine excretion in breast milk and resultant exposure of a nursing infant. J Toxicol Clin Toxicol. 1990; 28 (3): 365–70
56 Dalal P.G. et al.: Safety of the breast-feeding infant after maternal anesthesia. Paediatr Anaesth. 2014; 359–71
57 Sachs H.C. et al.: Committee on Drugs. The transfer of drugs and therapeutics into human breast milk: an update on selected topics. Pediatrics. 2013; e796–809
58 Dalal P.G. et al.: Safety of the breast-feeding infant after maternal anesthesia. Paediatr Anaesth. 2014; 359–71
59 Cobb B. et al.: Breastfeeding after anesthesia: a review for anesthesia providers regarding the transfer of medications into breast milk. Transl Perioper Pain Med. 2015; 1 (2): 1–7
60 Nassen C.A. et al.: Anästhesie und Analgesie in der Stillperiode. Anaesthesist. 2014; 415–21
61 Datta S. et al.: Clinical effects and maternal and fetal plasma concentrations of epidural ropivacaine versus bupivacaine for cesarean section. Anesthesiology. 1995; 82 (6): 1346–52
62 U.S. National Library of Medicine. The LactMed® database [Internet]. Available from: https://toxnet.nlm.nih.gov/newtoxnet/lactmed.htm. Zugegriffen: 02.01.2018
63 Dalal P.G. et al.: Safety of the breast-feeding infant after maternal anesthesia. Paediatr Anaesth. 2014; 359–71
64 Ong B.Y. et al.: Lorazepam and diazepam as adjuncts to epidural anaesthesia for caesarean section. Can Anaesth Soc J. 1982; 31–4
65 Cormack R.S. et al.: Respiratory effects and amnesia after premedication with morphine or lorazepam. Br J Anaesth. 1977; 49 (4): 351–61
66 Poon S. et al.: Neonatal benzodiazepines exposure during breastfeeding. J Pediatr. 20.12; 448–51
67 Kelly L.E. et al.: Neonatal benzodiazepines exposure during breastfeeding. J Pediatr. 2012; 448–51
68 Chaves R.G. et al.: Association between duration of breastfeeding and drug therapy. Asian Pac J Trop Dis. 2011; 216–21
69 Charité Universitätsmedizin Berlin. Embryotox [Internet]. Einsehbar unter: http://www.embryotox.de. Zugegriffen: 24.01.2017
70 Sachs H.C., Committee on Drugs: The transfer of drugs and therapeutics into human breast milk: an update on selected topics. Pediatrics. 2013; e796–809
71 Bates S.M.et al.: VTE, thrombophilia, antithrombotic therapy, and pregnancy: antithrombotic therapy and prevention of thrombosis. 9th ed: American College of Chest Physicians Evidence-Based Clinical Practice Guidelines. Chest. 2012; e691S–e736S
72 Stergiakouli E. et al.: Association of acetaminophen use during pregnancy with behavioral problems in childhood: evidence against confounding. Jama Pediatr. 2016; 964–70
73 Sachs H.C. et al.: The transfer of drugs and therapeutics into human breast milk: an update on selected topics. Pediatrics. 2013; e796–809
74 Lemas D.J. et al.: Exploring the contribution of maternal antibiotics and breastfeeding to development of the infant microbiome and pediatric obesity. Semin Fetal Neonatal Med. 2016; 406–9
75 Lemas D.J. et al.: Exploring the contribution of maternal antibiotics and breastfeeding to development of the infant microbiome and pediatric obesity. Semin Fetal Neonatal Med. 2016; 406–9
76 Nassen C.A. et al. Anästhesie und Analgesie in der Stillperiode. Anaesthesist. 2014; 415–21
77 U.S. National Library of Medicine. The LactMed® database [Internet]. Available from: https://toxnet.nlm.nih.gov/newtoxnet/lactmed.htm. Zugegriffen: 02.01.2018
78 Kirsten R. et L.: Clinical pharmacokinetics of vasodilators. Part II. Clin Pharmacokinet. 1998; 9–36
79 Charité Universitätsmedizin Berlin. Embryotox [Internet]. Einsehbar unter: http://www.embryotox.de. Zugegriffen: 24.01.2017

Stichwortverzeichnis

Wir danken der berühmten Violonistin Dominique Lemonnier-Désplat und Herrn Xavier Forcioli für die Finanzierung der Herstellung dieses Buches.

« Avec le soutien de Galilea Music »

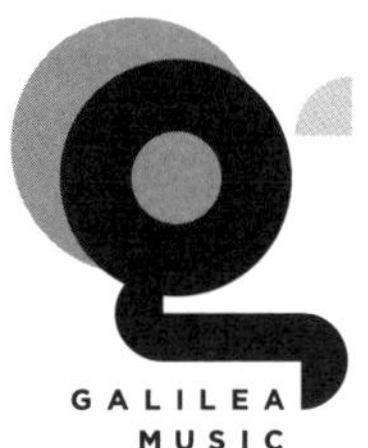

Xavier Forcioli
Directeur de production

xavier@galileamusic.com
+33 (0)6 48 21 82 29